Hefte zur Zeitschrift „Der Unfallchirurg"

Herausgegeben von:
L. Schweiberer und H. Tscherne

245

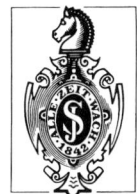

Meinem Vater gewidmet

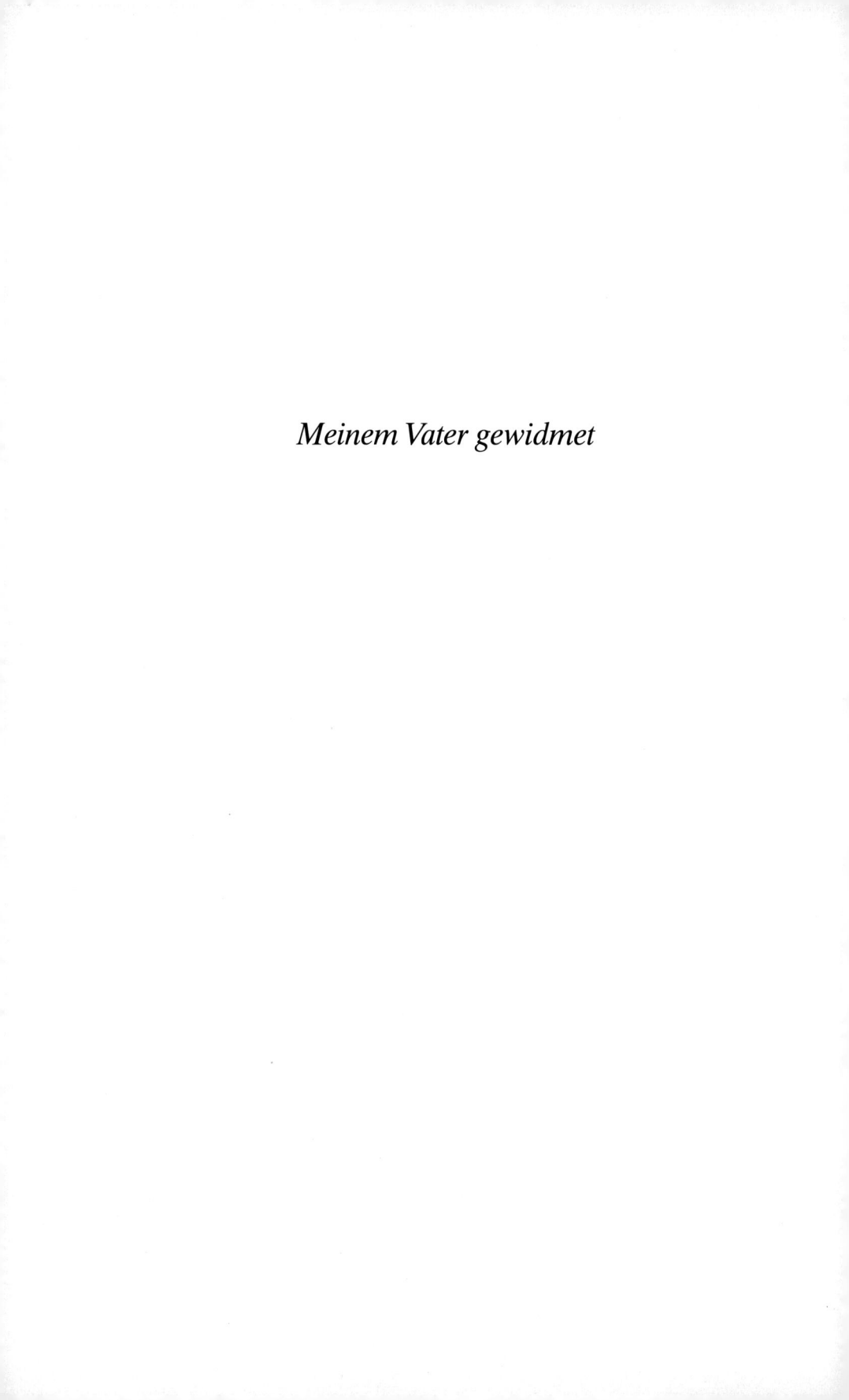

Bernd Fromm

Die allogene Transplantation des vorderen Kreuzbandes

Eine biomechanische, mikrovaskuläre und immunhistochemische Untersuchung

Mit 62 Abbildungen und 30 Tabellen

Springer-Verlag

Berlin Heidelberg New York London Paris Tokyo
HongKong Barcelona Budapest

Reihenherausgeber

Professor Dr. Leonhard Schweiberer
Direktor der Chirurgischen Universitätsklinik München Innenstadt
Nußbaumstraße 20, D-80336 München

Professor Dr. Harald Tscherne
Medizinische Hochschule, Unfallchirurgische Klinik
Konstanty-Gutschow-Straße 8, D-30625 Hannover

Autor

Priv.-Doz. Dr. med. B. Fromm
Orthopädische Universitätsklinik
Schlierbacher Landstr. 200a, D-69118 Heidelberg

ISBN 3-540-58297-5 Springer-Verlag Berlin Heidelberg New York

Dieses Werk ist urheberrechtlich geschützt. Die dadurch begründeten Rechte, insbesondere die der Übersetzung, des Nachdrucks, des Vortrags, der Entnahme von Abbildungen und Tabellen, der Funksendung, der Mikroverfilmung oder der Vervielfältigung auf anderen Wegen und der Speicherung in Datenverarbeitungsanlagen, bleiben, auch bei nur auszugsweiser Verwertung, vorbehalten. Eine Vervielfältigung dieses Werkes oder von Teilen dieses Werkes ist auch im Einzelfall nur in den Grenzen der gesetzlichen Bestimmungen des Urheberrechtsgesetzes der Bundesrepublik Deutschland vom 9. September 1965 in der jeweils geltenden Fassung zulässig. Sie ist grundsätzlich vergütungspflichtig. Zuwiderhandlungen unterliegen den Strafbestimmungen des Urheberrechtsgesetzes.

© Springer-Verlag Berlin Heidelberg 1994
Printed in Germany

Die Wiedergabe von Gebrauchsnamen, Handelsnamen, Warenbezeichnungen usw. in diesem Werk berechtigt auch ohne besondere Kennzeichnung nicht zu der Annahme, daß solche Namen im Sinne der Warenzeichen- und Markenschutz-Gesetzgebung als frei zu betrachten wären und daher von jedermann benutzt werden dürften.
Produkthaftung: Für Angaben über Dosierungsanweisungen und Applikationsformen kann vom Verlag keine Gewähr übernommen werden. Derartige Angaben müssen vom jeweiligen Anwender im Einzelfall anhand anderer Literaturstellen auf ihre Richtigkeit überprüft werden.

Satz: FotoSatz Pfeifer GmbH, 82166 Gräfelfing
24-3130-543210 – Gedruckt auf säurefreiem Papier

Geleitwort

In der Chirurgie des Kniegelenks sind wir im letzten Jahrzehnt mit einer Fülle neuer Entwicklungen auf diagnostischem und therapeutischem Gebiet konfrontiert worden. Nachdem die mittel- und langfristigen Ergebnisse des alloplastischen Bandersatzes nicht die erwarteten Behandlungserfolge zeigten, rückten autologe Bandersatzverfahren wieder in den Vordergrund des Interesses. Zeitgleich wurde durch wesentlich verbesserte arthroskopische Operationsverfahren eine Verringerung des perioperativen Traumas sowie eine sehr frühzeitige Mobilisierung der kniebandverletzten Patienten erreicht. Mit der Entnahme von kniegelenknahem autologem Sehnenmaterial ist jedoch eine erhebliche Traumatisierung verbunden, so daß sowohl experimentelle als auch klinische Möglichkeiten zum allogenen Kreuzbandersatz erprobt wurden.

Zur gleichen Zeit kam es zu einem Wandel von biomechanischen zu neurophysiologischen Betrachtungsweisen in Hinblick auf die Funktion des Kapsel-Band-Apparates des Kniegelenks. Allein biomechanische Erkenntnisse reichten für die Klärung vieler Fragestellungen nicht aus. Der Autor dieser Monographie hat sich mit beiden Themenkomplexen befaßt und kam im Rahmen tierexperimenteller Studien zu neuen und beachtlichen Erkenntnissen. So konnte nicht nur das Einbauverhalten allogen transplantierter vorderer Kreuzbänder in seinem zeitlichen Ablauf durch detaillierte biomechanische und mikrovaskuläre Untersuchungstechniken dargestellt werden, sondern es wurde auch die Neuroanatomie des vorderen Kreuzbandes und des Kreuzbandtransplantates mit seinen funktionell unterschiedlichen Nervenfasern exakt definiert. Es gibt wesentliche Hinweise, daß das vordere Kreuzband wichtige sensorische Funktionen zur dynamischen Stabilisierung des Kniegelenks erfüllt, denen bisher meines Erachtens zu wenig Beachtung geschenkt wurde.

Ich hoffe, daß diese interessante und für die Klinik wichtige Studie, die mit dem Wissenschaftspreis der AO International ausgezeichnet wurde, weite Verbreitung findet und daß der erbrachte neuroanatomische Nachweis der differenzierten Nervenversorgung des vorderen Kreuzbandes zu weiteren Forschungen über die noch zu wenig bekannte Problematik neurophysiologischer Kontrollmechanismen des Kapsel-Band-Apparates des Kniegelenks anregen wird.

H. Cotta

Vorwort

Allotransplantate haben auch auf dem Gebiet der Kniegelenkchirurgie Einzug gehalten; diese Monographie befaßt sich zu wesentlichen Teilen mit dem Einheilungsverhalten allogen transplantierter vorderer Kreuzbänder. Ein zweiter, nicht weniger wichtiger Teil der Arbeit beschäftigt sich mit der Nerven(neu)versorgung des vorderen Kreuzbandes und des Kreuzbandallotransplantates; hier haben neue, hochspezifische Untersuchungsmethoden neue Erkenntnisse zur Innervation des Kreuzbandes und des Kreuzbandallotransplantates ermöglicht.

Mein herzlicher Dank gilt all denen, die mich bei der Entstehung dieser Arbeit unterstützt und gefördert haben: Herrn Professor Dr. med. H. Cotta, Direktor der Orthopädischen Universitätsklinik Heidelberg; Herrn Professor Dr. med. F.-U. Niethard, Leiter der Abteilung für Orthopädie im Kindesalter an der Orthopädischen Universitätsklinik Heidelberg; Herrn Professor Dr. med. W. Kummer, komm. Leiter des Instituts für Anatomie und Zellbiologie der Philipps Universität Marburg; Herrn Professor Dr. rer. nat. L. Claes, Direktor der Abteilung Unfallchirurgische Forschung und Biomechanik der Universität Ulm; Herrn Professor Dr. med. G. Rompe, Leiter der Abteilung für Physiotherapie und Sportorthopädie der Orthopädischen Universitätsklinik Heidelberg; Herrn Professor Dr. rer. nat. H. Roesler, Leiter der Forschungsabteilung Technische Orthopädie an der Orthopädischen Universitätsklinik Heidelberg; Herrn Dr. rer. nat. R. Holle, Institut für Medizinische Biometrie und Informatik der Universität Heidelberg; Frau B. Schäfer, Assistenzärztin der chirurgischen Abteilung des Kreiskrankenhauses am Plattenwald in Heilbronn; Herrn G. Buchmann, Chirurgiemechaniker der Orthopädischen Universitätsklinik Heidelberg; Herrn H. Kramer, technischer Angestellter der Orthopädischen Universitätsklinik Heidelberg; Herrn H. Brünler, Photograph der Orthopädischen Universitätsklinik Heidelberg, und Herrn H. Schmitt von der Firma Karl Frank in Weinheim.

B. Fromm

Inhaltsverzeichnis

1	**Einleitung**	
1.1	Inzidenz der Ruptur des vorderen Kreuzbandes	1
1.2	Spontanverlauf der Kreuzbandinsuffizienz	1
1.2.1	Unbehandelte Ruptur des vorderen Kreuzbandes	1
1.2.2	Operative Kreuzbandrekonstruktion mit persistierender Instabilität . . .	2
1.2.3	Behandlungsmöglichkeiten kreuzbandbedingter Kniegelenkinstabilitäten	2
1.3	Rekonstruktion des vorderen Kreuzbandes	3
1.3.1	Xenotransplantate	3
1.3.2	Alloplastisches Material	3
1.3.3	Autogene Sehnen, Bänder und Menisken	4
1.4	Allogener Ersatz des vorderen Kreuzbandes	5
1.4.1	Immunverhalten allogenen Gewebes	6
1.4.1.1	Allogener Knochen	6
1.4.1.2	Allogene Sehnen	6
1.4.2	Tierexperimentelle Ergebnisse zum allogenen Kreuzbandersatz	6
1.4.3	Klinische Ergebnisse zum allogenen Kreuzbandersatz	7
1.5	Nervenversorgung des vorderen Kreuzbandes	8
1.5.1	Propriozeption des vorderen Kreuzbandes	9
2	**Fragestellungen**	
2.1	Die Wertigkeit allogen-kältekonservierter Transplantate des vorderen Kreuzbandes als Kreuzbandersatz	11
2.2	Neurale Strukturen im vorderen Kreuzband und im Kreuzbandallotransplantat	12
3	**Material und Methode**	
3.1	Methodisches Vorgehen	14
3.1.1	Qualitative Untersuchungsmethoden	14
3.1.1.1	Makroskopisches Einheilungsverhalten	14
3.1.1.2	Gefäßdarstellung	14
3.1.1.3	Immunhistochemie	19
3.1.2	Quantitative Untersuchungsmethoden	21
3.1.2.1	Reißversuche	21

3.2	Untersuchungsmaterial: Tierexperimenteller Aufbau	26
3.2.1	Vorexperimente zur Auswahl der Versuchstiere und Operationsmethode	26
3.2.2	Auswahl und Haltung der Versuchstiere	27
3.2.3	Operationsmethode	28
3.2.3.1	Kreuzbandentnahme	28
3.2.3.2	Knochenbank	29
3.2.3.3	Kreuzbandtransplantation	29
3.2.3.4	Explantation	33
3.2.4	Nachuntersuchungsintervalle	34
3.2.5	Gruppenzuteilung der Tiere	34
3.2.6	Photographische Darstellung	36
4	**Ergebnisse**	
4.1	Makroskopische Ergebnisse	37
4.1.1	Kontrollgelenke	37
4.1.2	3-Wochen-Tiere	38
4.1.3	6-Wochen-Tiere	39
4.1.4	12-Wochen-Tiere	41
4.1.5	24-Wochen-Tiere	42
4.1.6	36-Wochen- und 52-Wochen-Tiere	44
4.2	Ergebnisse der Gefäßdarstellung mit Microfil und mit der Plastinationsmethode	46
4.2.1	Kontrolltiere	46
4.2.2	3-Wochen-Tiere	48
4.2.3	6-Wochen-Tiere	50
4.2.4	12-Wochen-Tiere	52
4.2.5	24-Wochen-Tiere	53
4.2.6	52-Wochen-Tiere	53
4.3	Ergebnisse der immunhistochemischen Untersuchungen	56
4.3.1	Kontrollbänder	56
4.3.1.1	Neurofilament (Nf)	56
4.3.1.2	Substanz P (SP)	57
4.3.1.3	Tyrosinhydroxylase (TH)	57
4.3.2	3-Wochen-Tiere	59
4.3.3	6-Wochen-Tiere	59
4.3.4	12-Wochen-Tiere	59
4.3.5	24-Wochen-Tiere	60
4.3.5.1	Neurofilament	60
4.3.5.2	Substanz P	62
4.3.5.3	Tyrosinhydroxylase	63
4.3.6	36-Wochen- und 52-Wochen-Tiere	64
4.3.7	Anmerkung zur immunhistochemischen Reaktion	64
4.4	Ergebnisse der Reißversuche	66
4.4.1	3-Wochen-Tiere	66

4.4.2	6-Wochen-Tiere	67
4.4.3	12-Wochen-Tiere	68
4.4.4	24-Wochen-Tiere	69
4.4.5	Vergleich der Ergebnisse der Reißversuche	71
4.4.5.1	Kontrollkreuzbänder	71
4.4.5.2	Allotransplantate	75
4.4.6	Vergleich der Kraft-Dehnungs-Kurven	80
4.4.6.1	Kontrollkreuzbänder	80
4.4.6.2	Allotransplantate	80

5 Diskussion

5.1	Zur Verfahrenswahl kältekonservierter Kreuzbandallotransplantate	82
5.2	Makroskopische Befunde	83
5.2.1	Kontrollkreuzbänder	83
5.2.2	Alllotransplantate	83
5.3	Blutversorgung	85
5.3.1	Kontrollkreuzbänder	85
5.3.2	Allotransplantate	88
5.4	Nervenversorgung	89
5.4.1	Kontrollkreuzbänder	89
5.4.2	Allotransplantate	91
5.5	Reißversuche	92
5.5.1	Kontrollkreuzbänder	92
5.5.2	Allotransplantate	94

6 Zusammenfassung 98

7 Literatur 102

1 Einleitung

1.1 Inzidenz der Ruptur des vorderen Kreuzbandes

Von allen Gelenken des menschlichen Körpers wird das Kniegelenk am häufigsten verletzt. Etwa 7% aller traumatogenen Schädigungen entfallen auf diesen Bereich (Cotta u. Dreyer 1967; Jäger u. Wirth 1978). In bezug auf den Kapsel-Band-Apparat überwiegen kombinierte Schädigungen (O'Donoghue 1950; Hughston u. Barrett 1983; Wirth et al. 1984), und in mehreren Arbeiten ist belegt, daß das vordere Kreuzband (VKB) die am häufigsten verletzte Bandstruktur des Kniegelenks darstellt (England 1976; Eriksson 1976; Marshall u. Rubin 1977; Johnson 1982). Die Inzidenz einer VKB-Ruptur bei Vorliegen eines blutigen Kniegelenkergusses wird mit 72% angegeben (DeHaven 1980; Noyes et al. 1980), mit 48% bei vorhandener Kniegelenkinstabilität (Hirshman et al. 1990).

1.2 Spontanverlauf der Kreuzbandinsuffizienz

1.2.1 Unbehandelte Ruptur des vorderen Kreuzbandes

Die schwere Knieverletzung mit Seitenbandruptur, Meniskusabriß und Kreuzbandruptur ist ein leicht zu diagnostizierendes, leider häufiges klinisches Problem, dessen chirurgische Therapie von niemandem ernsthaft in Frage gestellt wird. Wie oft aber haben Orthopäden von ehemaligen Sportlern folgende Anamnese Wochen und Monate nach dem betreffenden Unfallereignis zu hören bekommen: Der Patient war zumeist Skifahrer, Läufer oder (Fuß-) Ballspieler, der aufgrund einer plötzlichen Richtungsänderung seines Bewegungsablaufes ein „Krachen" im Kniegelenk verspürte, verbunden mit plötzlich einschießenden Beschwerden. Er wurde in ein Krankenhaus gebracht, wurde untersucht und geröngt und es wurde ihm versichert, daß nichts gebrochen sei. Mit einem Stützverband und ein Paar Gehstöcken versehen verließ er nach kurzer Zeit das Krankenhaus. Nach 3–4 Wochen vorsichtig gesteigerter Belastung fühlte er sich wieder sicher genug um sein sportliches Training aufzunehmen. Seit dieser Zeit aber gab sein Knie bei bestimmten Bewegungen nach, es „hakte aus", insbesondere bei muskulär gering geführten Bewegungen oder während der Ermüdungsphase. Aufgrund der Kniegelenkinstabilität gab der Patient kurze Zeit später seine Sportart auf.

Aus dieser Anamnese ist eine veraltete VKB-Ruptur, vielleicht verbunden mit einer Meniskusverletzung leicht erkenntlich. Und der Fachmann weiß, daß, wenn dieser Patient nicht einer adäquaten Therapie zugeleitet wird, er an einer frühzeitigen Kniegelenkarthrose leiden wird, deren Ursache in der unbehandelten Kniegelenkinstabilität lag (Wirth et al. 1984).

Seit Jahren wird der Spontanverlauf einer unbehandelten VKB-Ruptur kontrovers diskutiert (Hey Groves 1920; Feagin u. Curl 1976; Arnold et al. 1979; McDaniel u. Dameron 1980; Balkfors 1982; Giove et al. 1983; Satku et al. 1986; Jackson 1988), und bis heute ist es nicht mit Sicherheit möglich, die Patientengruppe klar zu definieren, deren klinischer Verlauf sich nach einer VKB-Ruptur erheblich verschlechtert (Feagin u. Curl 1976; Arnold et al. 1979; Fetto u. Marshall 1980; McDaniel u. Dameron 1980). Faktoren, die den Verlauf nach einer VKB-Ruptur beeinflussen, beinhalten den Schweregrad der Bandinsuffizienz mit der daraus resultierenden Pathomechanik (Galway et al. 1972; Wirth u. Kohn 1989; Norwood u. Cross 1979; Lipke et al. 1981; Hughston u. Barrett 1983), bestehende Begleitverletzungen (Woods u. Chapman 1984; Shoemaker u. Markolf 1986), sowie das Alter und Ausmaß der weiteren sportlichen Betätigung des Verletzten (Noyes et al. 1983; Wirth u. Lobenhoffer 1986).

Ein abgerissenes oder zerrissenes VKB zeigt keine Tendenz zur Spontanheilung, wie klinisch (Hefti 1990) und tierexperimentell (O'Donoghue et al. 1966) nachgewiesen wurde. Die Bandenden werden abgebaut und sind in der Regel 2–3 Wochen nach dem Unfallereignis so weit retrahiert, daß eine primäre Bandnaht nicht mehr durchgeführt werden kann.

1.2.2 Operative Kreuzbandrekonstruktion mit persistierender Instabilität

Eine 2. Gruppe, deren weiterer Verlauf durch progressive Kniegelenkinstabilitäten charakterisiert ist, bilden diejenigen Patienten, bei denen trotz primärer Kreuzbandnaht oder -rekonstruktion das Kniegelenk nicht die notwendige Stabilität zurückerhält. Bei einer erneuten Kniegelenkspiegelung zeigt sich dann häufig ein ausgedünntes und elongiertes VKB, das dem Kniegelenk keine mechanische Stabilität mehr gewährt und zur Kreuzbandrekonstruktion nicht mehr zu verwenden ist.

In beiden Patientenkollektiven – den Patienten mit unbehandelten VKB-Rupturen oder operativ fehlgeschlagenen Kreuzbandrekonstruktionen – kommt es ohne adäquate Therapie zu pathologischen Translations- und Rotationsphänomenen, die im weiteren Verlauf zu Subluxationsphänomenen des lateralen Kniekompartmentes, Meniskusdegeneration und -einrissen und letztendlich zur progressiven Kniegelenkarthrose führen (Kennedy et al. 1974; Jakobsen 1977; McDaniel u. Dameron 1980; Balkfors 1982; Feagin et al. 1982; Noyes et al. 1983; Satku et al. 1986; Stäubli u. Jakob 1990).

Müssen bei diesen Patienten dann kreuzbandrekonstruktive Maßnahmen durchgeführt werden, so bedeutet dies den Ersatz des VKB durch Ersatzgewebe oder -materialien.

1.2.3 Behandlungsmöglichkeiten kreuzbandbedingter Kniegelenkinstabilitäten

Nicht alle kreuzbandinsuffizienten Patienten bedürfen primär der operativen Therapie. Eine konsequent durchgeführte konservative Therapie, die die Verbesserung der muskulären Führung und der Koordination der kniegelenkumgreifenden Muskulatur zum Ziel hat, kann in manchen Fällen eine ausreichende Stabilität des Kniegelenks trotz nachgewiesener Ruptur des VKB gewährleisten, die auch die Sportfähigkeit der Patienten mitbeinhaltet. Die entsprechenden Literaturangaben beziehen sich jedoch zumeist auf das Vorliegen einer „isolierten" VKB-Ruptur und einer unidirektionalen Instabilität (Chick u. Jackson 1978; Arnold et al. 1979; Puddu et al. 1984; Fowler u. Regan 1987; Shields et al. 1987; Jokl et al. 1984).

Nach fehlgeschlagenem konservativem Behandlungsversuch mit weiterhin persistierenden Instabilitäten oder nach instabilitätsbedingten Folgeoperationen verbleibt häufig als einzige Möglichkeit zur Therapie der Kreuzbandinsuffizienz die Rekonstruktion des VKB mit einem geeigneten Kreuzbandersatz. Hierzu wurden eine Vielzahl von Operationsmethoden entwickelt, die jedoch alle mit z. T. erheblichen Nachteilen behaftet sind.

1.3 Rekonstruktion des vorderen Kreuzbandes

1.3.1 Xenotransplantate

Der Begriff Xenotransplantation (in alter Terminologie: Heterotransplantation) bedeutet Gewebeaustausch zwischen Spezies verschiedener Gattung. Tierexperimentelle Untersuchungen mit Xenotransplantaten wurden von Peacock (1959) und Peacock u. Petty (1960) an Kaninchensehnen durchgeführt. Über erfolgreiche tierexperimentelle xenogene Kreuzbandtransplantationen berichten Gambardella et al. (1984) und McMaster (1985).

Beim Menschen wurden xenogene (Rinder-) Kreuzbänder von Abbink u. Kramer (1983) transplantiert. Die von den Autoren berichteten guten Ergebnisse kontrastieren stark zu den negativen Erfahrungen anderer Autoren (Teitge u. Rojas 1984; zit. nach Teitge 1988; Allen et al. 1985; Van Steensel et al. 1987). Whipple (1988) berichtet über eine 23,5%ige Explantationsrate dieser Xenoprothesen, die zu deren Verbot in den USA führte.

Xenotransplantate lösen eine massive Immunantwort im Wirtsgewebe aus (Klein u. Lewis 1972), sofern das Fremdgewebe nicht durch chemische Gerbmethoden immunologisch inert gemacht wird. Dadurch werden aber die biomechanischen Gewebeeigenschaften massiv verändert, so daß von einer Bioprothese gesprochen werden muß (McMaster 1988), deren mechanischen Eigenschaften mit denen eines natürlichen Kreuzbandes nicht mehr zu vergleichen sind (Teitge 1988). Zudem scheinen die verwendeten Gerbstoffe Synovialisreizungen hervorzurufen (Zoltan et al. 1988).

1.3.2 Alloplastisches Material

Alloplastische Materialien sind definiert als körperfremde, für den Ersatz von zerstörtem oder insuffizientem Gewebe bestimmte, künstlich hergestellte Produkte oder Prothesen.

Obwohl Mironova (1978) bereits vor über 30 Jahren das VKB mit Lawsan, einer Polyesterart ersetzte, begann die Ära des künstlichen Bandersatzes erst in den 50er Jahren (Butler 1957, unveröffentlichte Daten; Gort u. Rostrup 1959; Emery u. Rostrup 1960; Johnson 1960). Hierbei wurde die gewünschte Stabilität nicht erreicht, da die verwendeten Materialien sekundär auslockerten.

Gupta u. Brinker (1969) implantierten siliconbeschichtete Polyethylenglykolterephtalat-(Dacron)-Prothesen im Tierversuch, 7 der 10 Prothesen waren jedoch nach 2–4 Monaten gerissen. In einer aktuellen Veröffentlichung raten Lopez-Vazquez et al. (1991) nach negativen klinischen Erfahrungen von deren Verwendung ab.

Weitere Kreuzbandprothesen mußten nach kurzer Zeit aufgrund schlechter klinischer Ergebnisse vom Markt genommen werden (James et al. 1979; Larson 1988), wurden erst gar nicht zur klinischen Erprobung freigegeben (Cabaud et al. 1980) oder zeigten in klinischen Studien schlechte Ergebnisse (Burri 1980; Claes u. Neugebauer 1983; Pattee u. Snyder 1988).

Über einen neueren Prothesentyp (Leeds-Keio, OEC Ltd., Leeds, England) berichten Seedhom (1986, zit. nach Pattee u. Snyder 1988) und Fujikawa (1988, zit. nach Patee u. Snyder 1988). Bei einem Nachuntersuchungszeitraum von wenigen Jahren werden bislang ermutigende Erstergebnisse angegeben (Seedhom 1991, persönliche Mitteilung).

Keine der bislang entwickelten Prothesen entspricht jedoch den Anforderungen, die an ein funktionsfähiges VKB gestellt werden müssen. Neben der Biokompatibilität liegt das Hauptproblem in der Struktur des künstlichen Bandersatzes, da damit die Funktion eines natürlichen Bandes nur unvollkommen simuliert wird. Festzuhalten ist ferner, daß alle alloplastischen Materialien Abrieb verursachen, der insbesondere bohrlochnah auftritt (Claes et al. 1987). Ein Trend scheint sich aber bei der Vielzahl der Prothesenformen und -arten abzuzeichnen: Diejenigen Prothesen, deren Design auf das Einwachsen von körpereigenem Gewebe vollständig verzichtet, scheinen am schlechtesten abzuschneiden.

1.3.3 Autogene Sehnen, Bänder und Menisken

Die Verwendung von Körpereigengewebe ist die zur Zeit am häufigsten durchgeführte Methode das VKB zu ersetzen. Hierbei kommen vor allem kniegelenknahe Ersatzgewebe zur Anwendung, wie diese Auflistung zeigt:

1. Fascia-lata-Streifen: In ersten Versuchen wurde der Faszienstreifen frei transplantiert (Hey Groves 1917; Smith 1918), später distal gestielt belassen (Hey Groves 1920). Diese Methode wurde mit geringen Modifikationen über die nächsten 60 Jahre angewandt (Felsenreich 1937; Carrell 1937; Campbell 1939; Montag 1958; O'Donoghue 1963; Nicholas u. Minkoff 1978; Insall et al. 1981), ist heute jedoch weitgehend verlassen, da die Stabilität der Faszie nicht der eines VKB entspricht (Noyes et al. 1984).

2. Meniskus als Kreuzbandersatz: Die Methode hat heute nur noch historische Bedeutung. Sie wurde von Zur Verth inauguriert (Hölzel 1917), von Wittek (1927) propagiert und von seinem Schüler Niederecker (1951, 1953) weitergeführt. M. Lange (1957) und Montag (1958) sprechen sich gegen sie aus, denn „der gute Meniskus ist als Bandersatz zu schade und der degenerierte Meniskus als Ersatzmaterial ungeeignet" (Lange, zit. bei Montag 1958). Seiler et al. (1958) haben 20 Patienten mit einer derartigen Kreuzbandersatzplastik nachuntersucht und festgestellt, daß nach 2 Jahren die Ergebnisse schlechter waren als bei konventioneller Nahttechnik oder extraartikulären Repairs.

3. Pes-anserinus-Sehnen: Seit den Arbeiten von Lindemann (1950) und M. Lange (1951) und vereinzelt auch zuvor (Edwards 1926; Hohmann 1937) werden die Sehnen der Mm. gracilis und semitendinosus als Kreuzbandersatz herangezogen. Hierbei wurde zunächst die Sehne des jeweiligen Muskels intraartikulär umgelenkt, so daß durch die entsprechende Muskelkontraktion eine dynamische Kniegelenkstabilisierung resultierte.
Die Grazilissehnentenodese wird von McMaster et al. (1974) und Lipscomb et al. (1979) beschrieben, die des M. semitendinosus von Cho (1975). Die biomechanischen Eigenschaften der Pes-anserinus-Sehnen entsprechen jedoch nicht denen des VKB, die initiale Reißfestigkeit der Grazilissehne und der Semitendinosussehne erreichen nur 49 bzw. 70% der des VKB (Noyes et al. 1984). Durch den Sehnentransfer wird dem verletzten Kniegelenk zudem ein wichtiger Stabilisator genommen.

4. Lig. patellae: Teile der Patellarsehne wurden schon früh als autologer Kreuzbandersatz verwendet (Campbell 1936, 1939). Wesentliche Neuerungen erfuhr die Methode durch die Arbeiten von Jones (1963), Brückner (1966), Eriksson (1976) und Clancy (1981). Heute ist die Entnahme eines freien Knochen-Patellarsehnen-Knochen-Teiles wohl die am häufigsten durchgeführte autologe Kreuzbandplastik. Durch die Entnahme eines Drittels der Patellarsehne kommt es jedoch zu Kraftverlusten dieser Sehne, die nach 6 Monaten noch nicht ausgeglichen sind. Über Patellafrakturen und Rupturen der Patellarsehne nach Transplantatentnahme zur Kreuzbandrekonstruktion berichten McCarroll (1983) und Bonamo et al. (1984). Auch sind postoperative Verkürzungen des Lig. patellae mit resultierendem Tiefertreten der Kniescheiben, persistierenden Beschwerden und einem signifikanten strukturellen Steifigkeitsverlust des verbliebenen Patellarsehnengewebes bekannt (Burks et al. 1989). Dieser Patellatiefstand führt zu biomechanischen Nachteilen, da es über die reduzierte strukturelle Steifigkeit des Restsehnengewebes zu einer vorzeitigen Aktivierung der Mechanorezeptoren kommt (Van Eijden et al. 1987). Zudem beträgt die Steifigkeit des mittleren Patellarsehnendrittels das 3- bis 4fache des VKB (Noyes et al. 1984).

5. Andere: In der Literatur sind noch andere Sehnen (Tillat et al. 1969; Marshall et al. 1979; Stanish et al. 1984; Zariczynyj 1983) und Gewebearten (Müller et al. 1975; Wirth 1985) als autogener VKB-Ersatz beschrieben, ohne daß sich bezüglich der Problematik der Entnahmestelle oder der Reißfestigkeit Vorteile zeigen.

Alle bislang aufgezeigten Möglichkeiten des Kreuzbandersatzes sind mit wesentlichen Nachteilen behaftet, wie die hier dargestellte Auflistung zeigt. Von den prinzipiellen Möglichkeiten, die uns zum Ersatz des VKB gegeben sind, wurde bislang nur die des allogenen Bandersatzes ausgelassen.

1.4 Allogener Ersatz des vorderen Kreuzbandes

Die Idee, das VKB durch biologisches Material zu ersetzen, ohne dabei körpereigenes Gewebe zu verletzen, ist bestechend. Damit können die wesentlichen, oben aufgeführten Probleme des Kreuzbandersatzes durch Prothesen, Xeno- und Autotransplantate umgangen werden. Die Hauptproblematik der Transplantation allogenen Gewebes liegt in dessen Immunverhalten. Ansprüche, die an ein funktionsfähiges Allotransplantat zu stellen sind, beinhalten seine Histokompatibilität, eine ausreichende Initialreißfestigkeit, die auch während der Einheilungsphase nicht abnimmt, gute Lagerungsmöglichkeiten und die Fähigkeit, die notwendigen zellulären Antworten im Wirtsgewebe auszulösen (Paulos et al. 1988).

Da aufgrund der besseren ossären Verankerungsmöglichkeiten ein allogenes Kreuzbandersatzgewebe überwiegend als Knochen-Band-Knochen-Einheit transplantiert wird, sind die Immunreaktionen sowohl von allogenem Knochen- als auch von allogenem Sehnengewebe von Interesse.

1.4.1 Immunverhalten allogenen Gewebes

1.4.1.1 Allogener Knochen

Eine Vielzahl von Veröffentlichungen hat sich mit den wissenschaftlichen Grundlagen und der klinischen Anwendung allogen transplantierten Knochens auseinandergesetzt (Literaturübersichten bei Chase u. Herndon 1955; Friedlaender 1983; Boyne 1968; s. auch Bonfiglio et al. 1955; Bos et al. 1983; Friedlaender 1983; Mankin u. Friedlaender 1983). Transplantationstudien haben gezeigt, daß frischer, nicht präselektierter Knochen eine erhebliche Abstoßreaktion hervorruft (Langer et al. 1975; Friedlaender et al. 1976; Bos et al. 1983; Schachar et al. 1983; Stevenson et al. 1983; Goldberg et al. 1987). Tierexperimentelle Studien konnten nach Implantation von kleineren Mengen tiefgefrorenen Fremdknochens zwar zirkulierende Antikörper nachweisen (Langer et al. 1975; Elves 1976), jedoch nicht von der zytotoxischen oder „blockierenden" Art, wie dies nach Transplantation von frischem Knochen auftritt (Elves 1974, 1976). So konnten Heiple et al. (1963) und Powell et al. (1983) histologisch keinen Unterschied zwischen autogenem und tiefgefroren allogen transplantiertem Knochen feststellen.

Insgesamt scheint tiefgefrorener Fremdknochen eine nachweisbare, aber geringe und unbedeutende Immunantwort auszulösen, wie dies mehrfach nachgewiesen werden konnte (Literatur bei Friedlaender et al. 1983). Klinische Studien belegen die im Tierexperiment erhobenen Daten (Langer et al. 1975; Rodrigo et al. 1976; Lee et al. 1979; Mankin et al. 1983; Muscolo et al. 1987).

1.4.1.2 Allogene Sehnen

Die Transplantation von frischem allogenem Sehnengewebe löst eine erhebliche Immunantwort im Wirtsgewebe aus, wie Untersuchungen an Beugesehnentransplantaten zeigten (Peacock u. Petty 1960; Minami et al. 1982; Arnoczky et al. 1986). In seinem Buch „Surgery of the Hand" verweist Bunnell (1944) beiläufig auf seine Negativerfahrungen mit allogenem Sehnengewebe, indem er über Verklebungen, Gewebenekrosen und einer ausgeprägten Fremdkörperreaktion des umliegenden Gewebes berichtet. Seine Methode der Gewebekonservierung wurde nicht mitgeteilt.

Durch Kältebehandlung kann das Immunverhalten von Sehnen verändert werden, da hierbei die immunreaktiven zellulären Anteile der Transplantate zerstört werden. Graham et al. (1955) fand 47 Tage nach Allotransplantation von Sehnengewebe, das für 90 Tage bei einer Temperatur von −12 °C gelagert wurde, keine Unterschiede zu unbehandelten autologen Kontrollsehnen. Seine Ergebnisse wurden später von anderen Untersuchern auch für tiefere Temperaturen bestätigt (Andreeff 1967; Klein u. Lewis 1972; Oikawa et al. 1979). In einer neueren Arbeit konnten Minami et al. (1982) in einem Antikörperabsorptionstest Haupthistokompatibilitätsantigene in frischem Sehnengewebe feststellen, jedoch nicht in reinem Kollagen. Damit ist Kollagen selbst nicht immunogen, wie schon in früheren Arbeiten vermutet wurde (Peacock u. Petty 1960; Peacock u. Madden 1967).

1.4.2 Tiexperimentelle Ergebnisse zum allogenen Kreuzbandersatz

Die wenigen bislang veröffentlichten tierexperimentellen Arbeiten über den allogenen Ersatz des VKB sind neueren Datums. Sie differieren in der Art des transplantierten Gewebes, der Wahl seiner Konservierung, der Transplantationsmethode und – bei gleichem Versuchsaufbau (Nikolaou et al. 1986a, b; Vasseur et al. 1987) – auch in ihren Ergebnissen derart, daß eine einheitliche Wertung nicht möglich erscheint.

Zur Transplantation gelangten allogene Lig.-patellae-Drittel (Shino et al. 1984; Arnoczky et al. 1986), Fascia-lata-Streifen (Curtis et al. 1985) und allogene Kreuzbänder (Nikolaou et al. 1986a, b; Jackson et al. 1987a, b; Vasseur et al. 1987). Die Konservierungsmethoden umfaßten die Kältekonservierung (Shino et al. 1984; Arnoczky et al. 1986; Nikolaou et al. 1986a, b; Vasseur et al. 1987) und die Verwendung von gefriergetrocknetem Gewebe (Curtis et al. 1985; Jackson et al. 1987a, b). Das Kreuzbandersatzgewebe wurde zunächst als freies Sehnentransplantat (Shino et al. 1984; Curtis et al. 1985) und später knochengestielt transplantiert (Arnoczky et al. 1986; Nikolaou et al. 1986a, b; Jackson et al. 1987a, b; Vasseur et al. 1987).

Shino et al. (1984) berichten über die Transplantation von tiefgefrorenen isolierten Patellarsehnendritteln als Kreuzbandersatz bei Hunden. Die Sehnen heilten ohne Abstoßungsreaktionen ein, die Reißfestigkeit nach 30 Wochen betrug 30% der Kontrolltiere. Curtis et al. (1985) verwandten gefriergetrocknete Fascia-lata-Streifen zum Ersatz des VKB. Auch hier wurden keine Abstoßungsreaktionen festgestellt, die Allotransplantate heilten komplikationslos ein. Arnoczky et al. (1986) transplantierten frische und tiefgefrorene Patellarsehnendrittel als VKB-Ersatz in Leukozytenantigen-differenten Hunden. Während bei den direkten Transplantationen eine erhebliche Immunantwort mit Synovialzellentzündung und Lyphozyteninfiltration ausgelöst wurde, verhielten sich die tiefgefrorenen Transplantate wie autolog transplantiertes Gewebe.

Nikolaou et al. (1986a, b) transplantierten kältekonservierte VKB im Hundemodell und stellten bei ihren biomechanischen, histologischen und mikroangiographischen Untersuchungen fest, daß der Prozeß der Kryokonservierung keinen Einfluß auf die mechanische oder strukturelle Integrität des Bandes hatte. In biomechanischen Versuchen erreichte das transplantierte Band nach 36 Wochen eine Reißfestigkeit von 90% der gesunden Gegenseite, das kältekonservierte allogene VKB wurde als „idealer" Kreuzbandersatz bezeichnet.

Mit gleichem Versuchsaufbau transplantierten Vasseur et al. (1987) das VKB kältekonserviert und knochengestielt. Nach 9 Monaten waren bei 2 der 6 allotransplantierten Hunden ein VKB nicht mehr nachweisbar, die verbliebenen Tiere zeigten bei Reißversuchen eine mechanische Belastbarkeit der Transplantate von 14% im Vergleich zur gesunden Gegenseite.

Jackson et al. (1987a, b) verwendeten in ihren Experimenten an Ziegen gefriergetrocknete und knochengestielte Kreuzbänder als allogenen Kreuzbandersatz, das 3 Monate lang mit einem Kunstband zur temorären Schienung verstärkt wurde. Nach 1 Jahr wurden die Allotransplantate biomechanisch, histologisch und mikroangiographisch untersucht. Die biomechanische Belastbarkeit der Allotransplantate betrug bis 43%, die Vaskularisierung zeigte ein endo- und periligamentöses Gefäßgeflecht wie im gesunden Band, die Kollagenbündel waren longitudinal orientiert.

1.4.3 Klinische Ergebnisse zum allogenen Kreuzbandersatz

Bislang sind 5 klinische Studien publiziert worden, in denen über den allogenen Ersatz des VKB berichtet wurde. Shino et al. (1986, 1988) ersetzten bei 83 Patienten das VKB durch kryokonservierte Sehnen, zumeist durch die Achillessehne, teilweise auch durch die Tibialis-anterior-Sehne oder durch verschiedene Beugesehnen der oberen Extremität. Hiervon konnten 31 Patienten nach durchschnittlich 31 Monaten nachuntersucht werden, von denen 30 in der Lage waren, wieder zu der vor dem Unfall ausgeübten Sportart zurückzukehren.

Wainer et al. (1988) setzten gefriergetrocknete allogene Sehnen (der Mm. tibialis posterior, flexor hallucis longus und der Zehenextensoren) bei 23 Patienten unter arthroskopischer Kontrolle als Kreuzbandersatz ein. Nach 20 Monaten konnten alle Patienten wieder in die Sportart zurückkehren, die sie auch vor der Verletzung ausübten.

Jackson et al. (1990) berichten über die Nachuntersuchungsergebnisse von 109 Patienten, denen ein gefriergetrocknetes, ethylenoxyd-sterilisiertes allogenes Knochen-Kreuzband-Knochen-Transplantat eingesetzt wurde. Nach 3 Jahren entwickelten 7 Patienten eine charakteristische Synovialitis mit nachweisbaren toxischen Abbauprodukten des Ethylenoxydes, die die Entfernung des Allotransplantats notwendig machte. Die Autoren raten daher von der Verwendung von Ehtylenoxyd als Konservierungsmittel ab.

Noyes et al. (1990) berichten in ihrer Studie über 47 Patienten, die ein kältekonserviertes allogenes mittleres Patellarsehnendrittel bzw. einen gefriergetrockneten allogenen Fascia-lata-Streifen als Kreuzbandersatz erhielten; nach durchschnittlich 40 Monaten waren die Nachuntersuchungsergebnisse bei 89% der Patienten gut bis sehr gut bei einem strengen Nachuntersuchungsprotokoll.

Indelicato et al. (1992) berichten in einer aktuellen Studie über die klinischen Ergebnisse allogen-kältekonserviert transplantierter Lig.-patellae-Drittel; untersucht wurden 41 Patienten nach einem mittleren Nachuntersuchungszeitraum von 27 Monaten. Die Autoren berichten bei 73% guten bis sehr guten Ergebnissen über 3 Therapieversager, die postoperative Morbidität der allotransplantierten Patienten war geringer als die eines vergleichbaren Patientenklientels, denen das mittlere Patellarsehnendrittel autolog implantiert wurde.

1.5 Nervenversorgung des vorderen Kreuzbandes

Zur Aufrechterhaltung der normalen Kniegelenkkinematik kommt den Kreuzbändern eine Doppelfunktion zu. Zum einen wirken sie als passive Stabilisatoren und schützen aufgrund ihrer mechanischen Haltefunktion das Kniegelenk gegen widernatürliche Scher- und Translationskräfte, zum anderen üben sie wesentliche Funktionen bei der dynamischen Führung des Kniegelenkes aus (Sjölander 1989; Johansson et al., zur Publikation eingereicht).

Die funktionelle Stabilität eines Gelenks ist das Ergebnis einer komplexen Interaktion zwischen Größen, die zur statischen Stabilität und solchen, die zur dynamischen Stabilität beitragen (Grimby et al. 1980). Die dynamische Stabilität eines Gelenks ist im wesentlichen abhängig von den Kräften, die auf das Gelenk einwirken und damit von der das Gelenk umgreifenden Muskulatur (Markolf et al. 1981).

Konzepte dieser Art sind nicht neu. 1944 erkannte Abbott die reichhaltige sensorische Innervation der Kreuz- und Seitenbänder und beschrieb sie als erstes Glied einer „kinetischen Kette", an deren anderen Ende sich die kniumgreifende „Effektor" Muskulatur befinde. Kennedy et al. (1982) führen die Verschlechterung anfänglich guter klinischer Ergebnisse nach operativ versorgten VKB-Rupturen auf die Unterbrechung eines neurophysiologischen Regelkreises durch das initiale Kniebinnentrauma zurück.

Die Notwendigkeit, diese zur funktionellen Gelenkstabilität beitragenden neurophysiologischen Regelkreise aufzuklären, wurde von mehreren Autoren ausgesprochen (Markolf et al. 1981; Noyes et al. 1984; Baratta et al. 1988), und in aktuellen Arbeiten konnte aufgezeigt werden, daß durch Zug am VKB reflexinduzierte elektromyographische Veränderungen der ischiokruralen Muskulatur und des M. quadriceps ausgelöst werden können (Grüber et al. 1986; Solomonow et al. 1987).

Die neuroanatomischen Voraussetzungen, die zur Erforschung dieser Regelkreise notwendig sind, sind größtenteils noch unbekannt. Während die Innvervation der Kniegelenkkapsel beim Mensch und beim Versuchstier im wesentlichen aufgeklärt ist (Literaturübersicht bei McCloskey 1978; s. auch Jeletzky 1930; Gardner 1948; Wyke 1967), sind Informationen über die Neuroanatomie des VKB selten.

Die Innervation des VKB erfolgt über 2 voneinander unabhängige neurale Systeme. Zum einen finden sich perivaskuläre vasomotorische Efferenzen des autonomen Nervensystems, andererseits sind sensorisch afferente (propriozeptive) Nervenfasern mit ihren spezialisierten Endorgangen beschrieben (Grüber et al. 1986; Zimny et al. 1986; Schutte et al. 1987; Halata u. Haus 1989). Die Differenzierung der beiden Systeme war bislang entweder durch den Nachweis der – lichtmikroskopisch schwierig aufzufindenden – sensorischen Endorgane möglich, oder anhand der Lokalisation der gefundenen Nervenfasern: Lagen diese perivaskulär, so lag der Verdacht nahe, daß es sich um gefäßtonusregulierende Fasern handelte (Gardner 1944; Kennedy et al. 1974, 1982). Hierbei war auffällig, daß freie, d.h. nicht perivaskulär verlaufende Fasern nur selten aufzufinden waren, so daß der Anteil der propriozeptiven Faseranteile des VKB als gering und damit unbedeutend eingstuft wurde (Rovere u. Adair 1983). Erst in lezter Zeit wurde den sensorisch afferenten Nervenfasern, den ihnen anhängigen spezialisierten sensorischen Endorganen und damit der Propriozeption des VKB vermehrt Aufmerksamkeit zuteil.

1.5.1 Propriozeption des vorderen Kreuzbandes

Sensorische Informationen aus Gelenken sind modifizierte Berührungsempfindungen und werden als Propriozeption und Kinesthesie bezeichnet. Propriozeption bedeutet die bewußte Wahrnehmung der Orientierung der betroffenen Extremität im Raum.

Seit den Arbeiten von Boyd (1954), Skoglund (1956) und Freeman u. Wyke (1967) ist bekannt, daß sich im VKB freie Nervenendigungen und Golgi-Sehnorganellen-ähnliche Körperchen befinden. In 2 histologischen Studien konnten Kennedy et al. (1974, 1982) keine spezialisierten sensorischen Endorgane im menschlichen VKB nachweisen. Golgi-Sehnenkörperchen-ähnliche Mechanorezeptoren wurden zwar nahe des Bandansatzes gefunden, nicht jedoch im Band selbst. Die von den Autoren entdeckten endoligamentären paravaskulären Nervenbündel wurden als vasomotorische Sympathikusfasern angesehen. Und noch 1983 stellten Rovere u. Adair (1983) in ihrem Übersichtsartikel über das Kreuzband-insuffiziente Kniegelenk fest, daß spezialisierte Nervenendigungen im VKB nicht nachzuweisen sind.

Erst wieder Schultz et al. (1984) können im menschlichen VKB mit lichtoptischen Methoden oberflächennahe Mechanorezeptoren nachweisen, die morphologisch den Golgi-Sehnenkörperchen ähnelten. Im Innern des VKB finden die Autoren einzelne nicht-meylinisierte Axone; spezialisierte Nervenendigungen können im Bandkern nicht festgestellt werden. Grüber et al. (1986) weisen erstmals Pacini-Körperchen im VKB nahe seiner knöchernen Insertionen nach. Zimny et al. (1986) und Schutte et al. (1987) beschreiben in ihrer gemeinschaftlichen Arbeit an 6 Leichenkniegelenken Ruffini- und

Pacini-Körperchen im VKB, zudem freie Nervenendigungen, die sie als Schmerzmediatoren ansehen. Zur Quantifizierung ihrer Ergebnisse geben sie an, daß die gefundenen neuralen Strukturen 2,5% (Zimny et al. 1986) bzw. 1% (Schutte et al. 1987) der Kreuzbandoberfläche ausmachen. Cerulli et al. (1988) beschreiben im menschlichen Kreuzband lichtmikroskopisch sensorische Gelenkrezeptoren aller 4 Typen (Ruffini-Körperchen, Pacini-Körperchen, Golgi-Sehnenorganellen-ähnliche Körperchen und freie Nervenendigungen nach der Klassifikation von Freeman u. Wyke 1967), die jedoch aufgrund von Fixationsartefakten und der verwendeten Färbemethoden kritisch diskutiert werden. Der erste elektronenoptische Nachweis von freien Nervenendigungen, Ruffini- und Pacini-Körperchen im menschlichen VKB gelang Halata u. Haus (1989). Die von den Autoren beschriebenen Mechanorezeptoren lagen alle subsynovial und im interfaszikulären Bindegewebe. Krauspe et al. (1992) können in ihren elektrophysiologischen Untersuchungen Nervenimpulse bei physiologischen und pathologischen Bewegungsmustern aus dem VKB ableiten und betonen die Wichtigkeit der Erhaltung dieser neuralen Strukturen bei der Kreuzbandchirurgie.

In einer aktuellen Arbeit weisen Sjölander et al. (im Druck) mit lichtoptischen Methoden Ruffini- und Pacini-Körperchen, Golgi-Sehnenorganellen-ähnliche Körperchen und freie Nervenendigungen im VKB nach und untermauern damit die von ihnen gefundenen Ergebnisse, daß das VKB als Sensor im Kniegelenk über das γ-Muskelspindelsystem auf die das Kniegelenk umgreifende Muskulatur Einfluß nimmt (Johansson et al., zur Publikation eingereicht).

2 Fragestellungen

Die hier vorliegende Arbeit beschäftigt sich mit 2 Fragekomplexen: Erstens soll die Wertigkeit allogen-kältekonservierter vorderer Kreuzbandtransplantate als Kreuzbandersatz festgestellt werden, und zweitens sollen die neuralen Strukturen im VKB und im Kreuzbandallotransplant untersucht werden.

2.1 Die Wertigkeit allogen-kältekonservierter Transplantate des vorderen Kreuzbandes als Kreuzbandersatz

Einem idealen Kreuzbandersatz sind folgende Eigenschaften zuzuordnen:

- Das Ersatzgewebe sollte die gleichen physiologischen Eigenschaften besitzen wie das originäre VKB.
- Seine Entnahme darf kein zusätzliches Trauma für den bereits vorgeschädigten Empfänger bedeuten.
- Es darf keine Immunantwort im Empfänger auslösen.
- Die Transplantation darf nicht mit einem erhöhten Infektrisiko behaftet sein.
- Hyperplastische Umbauvorgänge sollten im Transplantat nicht auftreten.
- Sofortige Stabilität und primäre Vollbelastbarkeit sollten gegeben sein.
- Das Transplantat sollte in passender Größe kostengünstig leicht erhältlich sein.
- Es sollte über einen längeren Zeitraum aufzubewahren sein, ohne seine Charaktereigenschaften zu verlieren.

Kein bis heute bekanntes Material, sei es alloplastisch, xenogen, autogen oder allogen, kann diese Idealanforderungen an ein Kreuzbandersatzgewebe erfüllen.
 Der alloplastische VKB-Ersatz durch Kreuzbandprothesen war in der Vergangenheit mit einer Vielzahl von Problemen behaftet. Zu nennen sind die fehlende Biokompatibilität mit z.T. schweren Fremdkörpersynovialitiden, die Ermüdungsbrüche der Materialien bei Biegebeanspruchungen und ihre sekundäre Auslockerung. Das Hauptproblem des künstlichen Bandersatzes liegt jedoch in der Struktur der Prothesen, die die Funktion eines natürlichen Bandes mit seinen flächigen Insertionen, dem komplexen dreidimensionalen Aufbau und dem Anspannen der verschiedenen Bandanteile in verschiedenen Winkelstellungen des Gelenkes nur unvollkommen simulieren kann.
 Bei der xenogenen Ersatzplastik stehen allergische Reaktionen auf die immunologisch notwendigen Gerbmethoden im Vordergrund. Damit verbunden sind Veränderungen der

biomechanischen Materialeigenschaften der Xenotransplantate, die dann nicht mehr einem unverletzten VKB entsprechen; es ist hier gerechtfertigt von einer Bioprothese zu sprechen.

Der autologe Kreuzbandersatz in seinen vielfältigen Variationen führt immer zu einer weiteren Schädigung des bereits traumatisierten Kniegelenks, da durch die kniegelenknahe Transplantatentnahme und dessen Umwandlung in ein Kreuzbandersatzgewebe das Kniegelenk der Stütz- und Haltefunktion des Spendergewebes beraubt wird (Noyes et al. 1983; Bonamo et al. 1984; Van Eijden 1987; Burks et al. 1989; Indelicato et al. 1992).

Der allogene Ersatz des VKB steckt noch in den Anfängen, die wesentlichen tierexperimentellen Studien und die wenigen klinischen Untersuchungen sind erst in den 80er Jahren begonnen worden (Shino et al. 1984, 1986; Curtis et al. 1985; Arnoczky et al. 1986; Nikolaou et al. 1986a, b; Vasseur et al. 1987; Jackson et al. 1987a, b; Wainer et al. 1988; Noyes et al. 1990; Indelicato et al. 1992). Hierbei konnte gezeigt werden, daß durch Tieffrieren des Transplantates eine Immunreaktion des Empfängers ausgeschlossen werden kann (Shino et al. 1984; Arnoczky 1986; Nikolaou et al. 1986a, b; Vasseur et al. 1987; Noyes et al. 1990; Indelicato et al. 1992), und daß eine den autologen Transplantaten gleiche biomechanische Stabilität erreicht werden kann (Shino et al. 1984, 1988; Nikolaou et al. 1986a, b; Arnoczky et al. 1986; Wainer et al. 1988; Noyes et al. 1990; Indelicato et al. 1992). Überwiegend gelangte jedoch Kreuzbandersatzgewebe zur Allotransplantation (Shino et al. 1984, 1986; Curtis et al. 1985; Arnoczky et al. 1986; Wainer et al. 1988; Noyes et al. 1990).

Idealerweise wird ein zerrissenes VKB durch ein intaktes VKB ersetzt, dessen biomechanische Eigenschaften durch den Konservierungsprozeß nicht verändert worden sind. Dies ist nur durch eine allogene Transplantation des VKB zu erreichen. Ein derartiges Therapiekonzept wird bislang in nur 2 Studien vorgelegt (Nikolaou et al. 1986a, b; Vasseur et al. 1987), die zu völlig konträren Ergebnissen kommen. Während Nikolaou et al. (1986b) eine fast 90%ige Stabilität bei komplikationslosem Einheilen ohne Arthrosehinweis der transplantierten Kniegelenke angeben, findet die Arbeitsgruppe um Vasseur (1987) eine Stabilität nach ebenfalls 1 Jahr von nur 14% zur Kontrollgruppe bei erheblichen Instabilitäten und Arthroseraten der operierten Gelenke.

Beide Untersuchergruppen arbeiteten mit nahezu der gleichen Operationsmethode, beide verwandten knochengestielte VKB und die gleiche Methode zur Kryokonservation der Allotransplantate.

Um diese Diskrepanz aufzuklären und um die Wertigkeit der Methode festzustellen, wird im ersten Teil dieser Studie der Frage des Einheilungsverhaltens und der mechanischen Belastbarkeit kältekonservierter allogen transplantierter VKB zum Ersatz des VKB nachgegangen. Das Einheilungsverhalten wird dabei durch die Überprüfung der Vaskularisierung des Allotransplantates festgestellt, die biomechanische Belastbarkeit durch zeitlich gestaffelte Belastungstests (Reißversuche).

2.2 Neurale Strukturen im vorderen Kreuzband und im Kreuzbandallotransplantat

Bislang wurde die Funktion des VKB zu wesentlichen Teilen rein biomechanisch angesehen, das Band wurde als wichtiger passiver Stabilisator zwischen Femur und Tibia zum Schutz vor Translationsbewegungen betrachtet (Brantigan u. Voshell 1941; Menschik

2.2 Neurale Strukturen im vorderen Kreuzband und im Kreuzbandallotransplantat

1974, 1975; Markolf et al. 1976; Butler et al. 1980; Fukubayashi et al. 1982; Müller 1982; Nielsen u. Helmig 1985; Shoemaker u. Markolf 1986).

In letzter Zeit häufen sich jedoch Berichte über eine neurogene Funktion des VKB zur dynamischen Stabilisierung des Kniegelenkes (Schultz et al. 1984; Zimny et al. 1986; Schutte et al. 1987; Cerulli et al. 1988; Krauspe et al. 1992; Sjölander et al. 1994). So wurde ein „VKB-Reflex" (Grüber et al. 1986) beschrieben, und neueste neurophysiologische Untersuchungen können vom VKB ausgehende Reflexantworten kniegelenkumgreifender Muskeln auslösen (Johansson et al., zur Publikation eingereicht). Die hierzu notwendigen neuroanatomischen Voraussetzungen sind jedoch unvollständig erforscht. So war es bis vor kurzem nicht möglich, gefäßversorgende sympatikomimetische von sensorisch afferenten Nervenfasern und ihren spezialisierten Endorganen anantomisch zu differenzieren. Erst neue immunhistochemische Untersuchungsmethoden mit monoklonalen Antikörpern, die zwischen den verschiedenen faserspezifischen Neuropeptiden zu differenzieren in der Lage sind, lassen eine exakte Unterscheidung zu (Yaksh 1988; Kummer u. Habeck 1994).

Bei der Erforschung der Neuroanatomie des VKB kamen derartige Untersuchungsmethoden noch nicht zur Anwendung, und Untersuchungen über die Nervenversorgung allogen transplantierter Kreuzbänder sind nicht bekannt.

Der zweite Teil der hier vorliegenden Arbeit beschäftigt sich mit der Darstellung neuraler Strukturen (Nerven und spezialisierte sensorische Endorgane) des VKB, ihrer Aufteilung in vasomotorisch efferente und sensorisch afferente Nervenfasern und mit der Fragestellung, ob und in welchem Umfang die im gesunden Kreuzband nachzuweisenden Nervenfasern in ein allogen transplantiertes Band einzuwachsen in der Lage sind.

3 Material und Methode

3.1 Methodisches Vorgehen

Die Beantwortung der umseitig gestellten Fragen ist nur im Rahmen einer tierexperimentellen Studie möglich. Hierzu wird weißen Neuseelandkaninchen ein kältekonserviertes allogenes VKB unter Exzision des eigenen Bandes implantiert. Das Einheilungsverhalten des Transplantates wird zeitversetzt (nach 3, 6, 12, 24, 36 und 52 Wochen; s. 3.2.4) mit 4 verschiedenen Methoden überprüft: dem makroskopischen Einheilungsverhalten, der Gefäß- und Nervenversorgung sowie mit Reißversuchen. Als Kontrolle dient jeweils das nichtoperierte kontralaterale VKB eines jeden Tieres.

Die Auswertung der 4 Methoden erfolgt in 3 Fällen qualitativ und einmal quantitativ. Qualifiziert werden das makroskopische Einheilungsverhalten, die Gefäß- sowie die Nervenversorgung der implantierten Kreuzbänder und ihrer Kontrollen. Quantifiziert werden die Reißversuche, die zur Überprüfung der biomechanischen Belastbarkeit notwendig sind.

3.1.1 Qualitative Untersuchungsmethoden

3.1.1.1 Makroskopisches Einheilungsverhalten
Alle transplantierten und in die Versuchsauswertung aufgenommenen Tiere werden vor Versuchsbeendigung makroskopisch untersucht. Hierzu dürfen sich die Tiere außerhalb der Käfige frei bewegen, die Belastung des operierten Beins und eine evtl. vorhandene Schonhaltung wird vermerkt. Die Untersuchungen auf das Vorkommen einer Schwellung, eines Infektes, einer Gelenkinstabilität oder -kontraktur werden in Narkose durchgeführt. Einem Teil der Tiere wird der Kniebinnenraum eröffnet und makroskopisch inspiziert (s. 3.2.5).

Bewertungskriterien zur makroskopischen Befunderhebung. Die Kriterien zur makroskopischen Befunderhebung werden zeitversetzt (s. 2.2.4) erstellt und sind in Tabelle 1 zusammengefaßt.

3.1.1.2 Gefäßdarstellung
Zur Untersuchung der zeitabhängigen Gefäßneuversorgung der Transplantate, der Darstellung der Gefäßreaktion des operierten Kniebinnenraumes und der Kontrollen werden vaskuläre Injektionsstudien durchgeführt. Hierbei kommen 2 verschiedene Methoden zur Anwendung: Die Plastinationsmethode und die Gefäßdarstellung mit Microfil. Um die intraligamentären, intraossären und die Gefäße des infrapatellaren Fettkörpers darzustellen, werden die operierten Kniegelenke und die Kontrollen seriell kryomikroto-

Tabelle 1. Makroskopischer Befunderhebungsbogen

Befunde der (Narkose-) Untersuchung	Belastung	Keine/teil/voll
	Schonhaltung	Ja/nein
	Schwellung	Ja/nein
	Infekt	Ja/nein
	Instabilität	
	Vordere Schublade	Durchschnittlich/gering/deutlich
	Seitenbänder	Stabil/instabil
	Kontraktur	
	Beugung	
	Streckung	Gemessen in Grad
Befunde der (Kniegelenk-) Arthrotomie	Synovialis	
	Erguß	Keine/<1ml/>1ml
	Färbung	Klar/bernstein/purulent
	Viskosität	Serös/viskös
	Gefäßinjektion	Vermehrt/normal/vermindert
	Luxation	
	Sehne des M. extensor digitorum longus	Ja/nein
	Hoffa-Fettkörper	
	Vergrößert	Ja/nein
	Gefäßinjektion	Vermehrt/normal/vermindert
	VKB-adhärent	Ja (proximal/distal)/nein
	Arthrose	
	Retropatellar	Keine/gering/schwer
	Fermorotibial	Keine/gering/schwer
	Exophyten	Ja/nein
	Transplantat	
	Farbe	Glasig/weißlich/normal
	Konstistenz	Straff/elongiert und locker
	Gefäße	Vermehrt/normal/vermindert
	Synovialis	Vermehrt/normal/vermindert
	Verankerung	Fest/locker
	Einheilung	Ja/nein

miert. Die Plastinationsmethode ist dazu in besonderer Weise geeignet, da der injizierte Kunststoff stabil genug aushärtet, um in mikrometerdünne Scheiben geschnitten zu werden. Die dreidimensionale Darstellung der Gefäßversorgung der Transplantate, der synovialen Begleitreaktion und der Kontrollgelenke erfolgt mit der Microfil-Methode.

Gefäßdarstellung mit der Plastinationsmethode und seriellen Kryomikrotomschnitten. Die Plastinationsmethode wurde von Von Hagens (Heidelberg Plastination Folder, Anatomisches Institut I, Universität Heidelberg) entwickelt und findet v.a. ihre Anwendung bei der Haltbarmachung anatomischer Präparate. Bei diesem Verfahren werden Gewebewasser und -lipide durch ein aushärtendes Epoxidharzsystem (BIODUR; Biodur Products, von Hagens, Heidelberg) ersetzt; die Präparate sind nach Dehydration, Vakuumimpregnation und Aushärtung unbegrenzt haltbar. Bei der in diesem Versuchsaufbau angewendeten Methode wird der verwendete Kunststoff jedoch intravasal injiziert, das darzustellende Gewebe wird auf −20 °C gekühlt und bei dieser Temperatur im Kryomikrotom geschnitten (Rauschning 1979).

Nach Prämedikation und Narkotisierung der Versuchstiere (s. 3.2.3) erfolgt die Eröffnung des Bauchraumes von einem medianen Längsschnitt aus. Die Viszeralorgane werden – eingewickelt in mit warmer Kochsalzlösung getränkten Kompressen – zur Seite gehalten, das dorsale parietale Peritonealblatt aufgesucht und oberhalb der Aortenbifurkation inzidiert. Die Bauchaorta und die V. cava inferior werden im retroperitonealen Fett aufgesucht, sorgfältig dargestellt und nach proximal und distal mit je einem 3.0-Nylonfaden (Ethicon GmbH, Norderstedt) angeschlungen. Unter Anspannung der Haltefäden erfolgt eine Längsinzision in die ventrale Aortenwand und das Einbringen eines dünnen, an seiner Spitze schräg angeschnittenen Plasikkatheters, der mit dem distalen Haltefaden sicher in der Aorta fixiert wird. Es wird darauf geachtet, daß die Schlauchspitze proximal der Aortenbifurkation zu liegen kommt, so daß die in den Schlauch applizierten Substanzen in beide Hinterläufe einfluten können (Abb. 1).

Die bei der Plastination verwendeten Epoxidharze BIODUR E 20 und BIODUR HÄRTER E 2 werden im Mischungsverhältnis 100:45 Gewichtsteile angesetzt; zur Viskositätsverringerung und zur Verlängerung der Verarbeitungszeit wird Methylethylketon (MEK, Biodur Products, Heidelberg), ein acetonverwandtes organisches Lösungsmittel mit 40 Gewichtsteilen der Mischung beigegeben.

Aufgrund der guten Fließeigenschaften der Epoxidharze gegenüber Grenzflächen (Blutgefäßwänden) wird eine Heparinisierung der Tiere vor Instillation des BIODUR nicht notwendig. Die Infusion des Epoxidharzsystems erfolgt über den Aortenkatheter mit einem kontinuierlichen Infusionsdruck von 120 mm Hg unter zu Hilfenahme einer Infusionspumpe, die Infusionsdauer beträgt zwischen 3 und 4 h. Die infundierte Menge BIODUR beträgt im Durchschnitt etwa 50 ml; über eine Inzision in die ventrale Kavawand wird eine in etwa gleiche Menge Blut drainiert. Sobald sich auf venöser Seite die ersten Zeichen der (roten) Injektionssubstanz zeigen, wird die V. cava abgebunden, um den Fülldruck des perfundierten Gefäßsystems zu erhöhen. Nach dem Einlaufen der Epoxid harze wird der Aortenkatheter abgebunden, das Tier mit einer intrakardialen

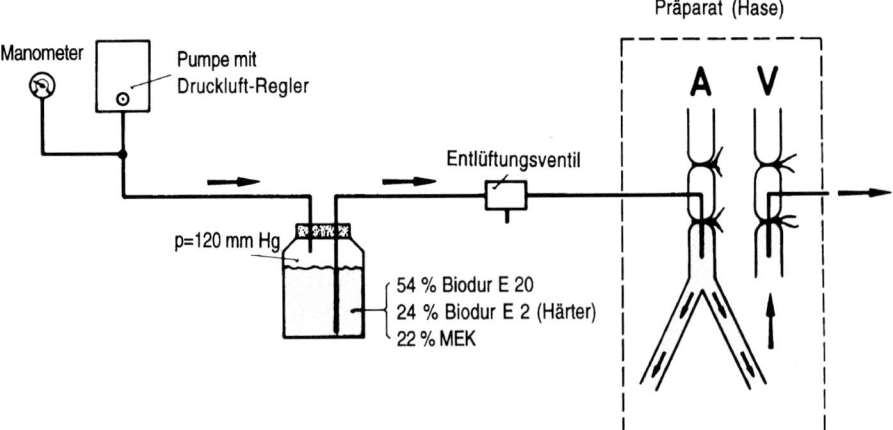

Abb. 1 Schematisierter Versuchsaufbau zur Gefäßdarstellung mit der Plastinationsmethode

Überdosis Pentobarbiton getötet (s. 3.2.3.1) und zum Aushärten über 24 h bei Raumtemperatur gelagert.

Nach Aushärtung des Kunststoffes werden beide Hinterläufe gehäutet, im Hüftgelenk exartikuliert und bis zum Schneiden im Kryomikrotom bei -90 °C im Tiefkühlschrank gelagert.

Die tiefgefrorenen Präparate werden in einen speziell für diese Zwecke gebauten zerlegbaren Probenhalter eingebracht und mit Knetmasse exakt in der für die seriellen Schnitte gewünschten Ebene fixiert. Der Metallkasten wird mit dickflüssiger Carboxymethylzellulose (CMC Gel, Buchmann GmbH, Neckargemünd) aufgefüllt und bei -90 °C tiefgefroren. Um Rißartefakte im Präparat zu vermeiden, wird einige Stunden vor Beginn der Kryosektion der Metallkasten entfernt und der eingebettete Gewebeblock in das vorgekühlte (-20 °C) Kryomikrotom zur Temperaturadaptation eingelagert. Der Gewebeblock wird in ein Kryogroßschnittmikrotom (LKB 2250 PMV, LKB Instrument GmbH, Gräfelfing) eingespannt und mit groben Schnitten soweit abgetragen, bis die zu untersuchenden Strukturen in der Schnittebene liegen. Die Automatik des Gerätes wird nun so programmiert, daß die Maschine jeweils 5 Schnitte à 20 µm Dicke abträgt. Nach jedem 5. Schnitt wird das Kryomikrotom angehalten und die Oberfläche des Gewebeblocks mit einem in Ethylenglykol (Sigma Chemie, Deisenhofen) getränkten weichen Tuch abgerieben. Die so dargestellte Oberfläche des Präparates zeigt die natürliche Gewebetextur und das rot eingefärbte intravasale Epoxidharz am besten. Insgesamt werden pro Präparat etwa 40 Schnitte dokumentiert.

Gefäßdarstellung mit der Microfil-Injektionstechnik. Microfil, ein Silikongummi (Flow Tek Ltd., Boulder, Colorado, USA), ist ideal zur Darstellung des mikrovaskulären Kapillarbettes geeignet. Ein mit Microfil aufgefülltes, geschlossenes Gefäßsystem bildet nach Aushärtung ein dreidimensionales Modell des gewünschten Gefäßbettes und zeigt dessen genaue Gefäßarchitektur auf.

Der Versuchsaufbau und die Präparation der Versuchstiere entspricht dem beschriebenen Plastinationsverfahren.

Microfil wird aus den beiden Komponenten „MV compound" und „MV diluent" im Verhältnis 4:5 unter Beimischung von 5 (Volumen-)% des Katalysators „MV curing agent" hergestellt und hat eine Verarbeitungszeit von maximal 15 min. Nach 3 h bei Zimmertemperatur beginnt sich ein elastomeres Gel zu formen, das ohne nennenswerte Volumenänderung über Nacht aushärtet.

Die nicht-nässenden Oberflächeneigenschaften der Silikon-Gummi-Verbindung verhindern eine Verbindung mit Blut; ein Auswaschen des zu perfundierenden Gefäßbettes ist daher nicht notwendig. Um die Fließeigenschaften des Blutes zu verbessern, wird vor Instillation des Silikons das Gefäßsystem heparinisiert (30 000 I.E. Heparin (Braun AG; Melsungen) in 50 ml 0,9% NaCl intraarteriell über den Aortenkatheter). Anschließend erfolgt die Microfil-Injektion ebenfalls über den Aortenkatheter mit einem kontinuierlichen Infusionsdruck von 120 mm Hg über eine Infusionspumpe über 5–7 min. Die infundierte Menge Microfil beträgt im Durchschnitt etwa 50 ml; über eine Inzision in die ventrale Kavawand wird eine in etwa gleiche Menge Blut drainiert (Abb. 2). Sobald sich auf venöser Seite erste Zeichen der (weißen) Injektionssubstanz zeigen, wird die V. cava abgebunden, um den Fülldruck des perfundierten Gefäßsystems zu erhöhen. Nach dem Einlaufen der Silikon-Gummi-Verbindung wird der Aortenkatheter abgebunden, das

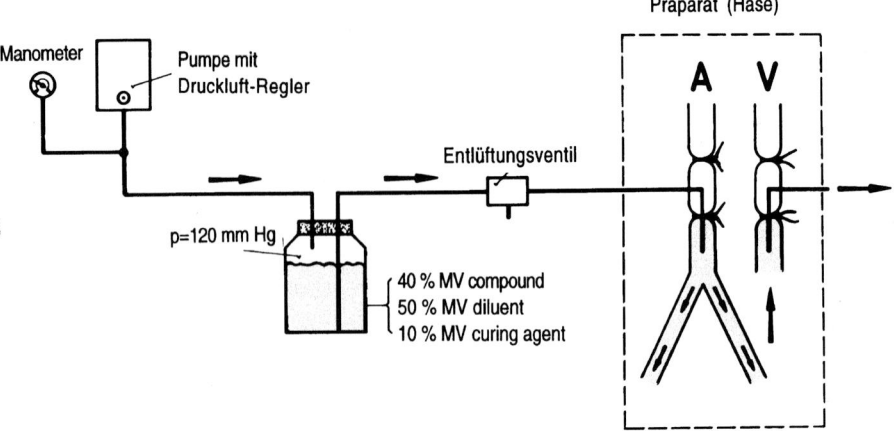

Abb. 2. Schematischer Versuchsaufbau zur Gefäßdarstellung mit Microfil

Tabelle 2. Aufsteigende Alkohol-Methylsalizylat-Reihe zur Darstellung der Bandvaskularisation mit Microfil

Tag 1:	Eingelegt in 25%igen Äthylalkohol
Tag 2:	” in 50%igen ”
Tag 3:	” in 75%igen ”
Tag 4:	” in 90%igen ”
Tag 5:	” in reinen ”
Tag 6:	Eingelegt in Methylsalizylat

Tier mit einer intrakardialen Überdosis Pentobarbiton (s. 3.2.3.1) getötet und zum Aushärten über 24 h bei Raumtemperatur gelagert.

Nach Aushärtung des Kunststoffes werden beide Hinterläufe amputiert, von Haut, Muskeln und Sehnen befreit und der Fuß im oberen Sprunggelenk abgesetzt. Nach Absetzen des Ober- und Unterschenkels 2 cm proximal und distal des Kniegelenks wird sehr sorgfältig die Kniegelenkkapsel eröffnet und entfernt, ebenso die Menisken und das hintere Kreuzband (HKB).

Die Präparate werden über die nächsten 7 Tage für je 24 h in aufsteigenden Äthylalkohol-Methylsalizylat-Reihen gewaschen (Tabelle 2) und makroskopisch und unter einem Aufsichtsmikroskop mit 5facher Vergrößerung untersucht und photographiert.

Bewertungskriterien bei der Gefäßdarstellung. Bei beiden Methoden gelangen die gleichen Bewertungskriterien zur Anwendung: Makroskopisch (im Falle der kryomikroskopischen Darstellung) und zusätzlich im Aufsichtsmikroskop (bei der Verwendung von Microfil) wird die normale Gefäßanatomie des Kontrollkreuzbandes mit den verschiedenen Vaskularisationsstadien der Allotransplantate verglichen (s. 3.2.4); qualitativ werden die Anzahl und das lokale Verteilungsmuster der dargestellten Gefäße festgehalten.

3.1.1.3 Immunhistochemie

Gewebepräparation. Nach Tötung der Tiere (s. 3.2.3.1) werden die Kniegelenke eröffnet und soweit von ihren Weichteilen befreit, daß das zu untersuchende VKB mit beiden Femurkondylen und Tibiakopf als Knochen-Band-Knochen-Präparat in toto entnommen werden kann.

Der Gewebeblock wird über Nacht in Zamboni-Fixierlösung (2% Formalin, 15% gesättigte Pikrinsäure, gepuffert auf pH 7,4) immersionsfixiert, danach mehrmals in 0,1-M-Phosphatpuffer (pH 7,4) gewaschen und für mindestens 12 h in den gleichen Puffer unter Zugabe von 18% Saccharose eingelegt. Das Kreuzband und der angrenzende Gelenkknorpel werden dann mit einem Skalpell von den knöchernen Insertionen gelöst, mit OCT-Eindeckmedium für die Gefriermikrotomie (Tissue Tec, Miles Inc. Elkhard, Indiana, USA) in Längsrichtung auf Filterpapier geklebt und in Flüssigstickstoff eingefroren.

Komplette Längsschnittserien mit einer Schnittdicke von 20 µm werden mit einem Kryostaten (Frigocut 2800 E, Reichert GmbH, Nussloch) angefertigt und auf Chromalaungelatine beschichtete Objektträger aufgezogen.

Immunhistochemische Inkubation. Vor der immunhistochemischen Reaktion werden unspezifische Proteinbindungsstellen des Gewebeschnitts durch Inkubation in 10%igem Schweineserum in 0,1-M-Phosphatpuffer abgesättigt. Diesem Medium wird zusätzlich 0,5% Tween 20 zugegeben, dessen Eigenschaften als Detergens den Schnitt permeabilisieren und damit das Eindringen der nachfolgend applizierten Antikörper in das Gewebe erleichtern. Anschließend werden die Schnitte in einer feuchten Kammer über Nacht bei Raumtemperatur mit dem primären Antikörper überschichtet. Die Schnitte der Serie werden dabei alternierend mit monoklonalen Antikörpern gegen Neurofilament$_{160kD}$ (NF; monoklonaler Mäuseantikörper, Verdünnung für die Immunfluoreszenz 1:40 und für die indirekte Peroxidasereaktion 1:400; Boehringer Mannheim GmbH), Substanz P (SP; monoklonaler Rattenantikörper, Verdünnung für die Immunfluoreszenz 1:200 und für die indirekte Peroxidasereaktion 1:1000; Dunn GmbH, Asbach) und Tyrosinhydroxylase (TH; monoklonaler Mäuseantikörper, Verdünnung für die Immunfluoreszenz 1:20 und für die indirekte Peroxidasereaktion 1:100; Boehringer Mannheim GmbH) inkubiert. Nach nochmaligem Waschen in 0,1-M-Phosphatpuffer erfolgt die Darstellung im Fluoreszenzmikroskop bzw. mittels einer indirekten Peroxidasetechnik.

Im Falle einer fluoreszenzmikroskopischen Darstellung werden die Schnitte am nächsten Tag zunächst 3mal für 5 min in 0,1-M-Phosphatpuffer gewaschen und dann für 1 h in Anti-Maus- (bei NF und TH bzw. in Anti-Ratte-Immunglobulin (bei SP) konjugiert an Fluoreszeinisothiocyanat (FITC) inkubiert. Es folgt ein erneutes Waschen in 0,1-M-Phosphatpuffer für 3mal 5 min und das Eindecken der Schnitte in carbonatgepuffertem Glycerol bei pH 8,6. Die Schnitte werden mittels eines Epifluoreszenzmikroskops (Polyvar, Reichert GmbH Nussloch; ausgerüstet mit einer 200-W-HBO-Lampe) ausgewertet und photographiert. Die Anregung von FITC erfolgt über einen Bandpasserregungsfilter von 450–495 nm, die Betrachtung des emittierten grünen Lichts durch einen 520- bis 560-nm-Sperrfilter (Filtermodul B2 des Polyvar).

Im Falle der Darstellung mittels einer indirekten Peroxidasetechnik werden die Schnitte im Anschluß an die Inkubation im Primärantikörper ebenfalls gewaschen, dann aber für 1 h mit biotiniliertem Anti-Maus-Immunoglobulin (bei NF und TH) oder biotiniliertem Anti-Ratte-Immunoglobulin (bei SP) beschichtet. Ein erneutes Waschen geht einer wiederum einstündigen Inkubation in einem Komplex aus biotinilierter Meerrettichperoxidase und Streptavidin voraus. In dieser Komplexbildung wird die hochaffine ($K_D = 10^{-15}$) Bindung von Biotin (= Vitamin H) an das aus der Zellwand von Streptomyces avidinii stammende Streptavidin genutzt (HSU et al. 1981). Da Streptavidin 4 Bindungsstellen für Biotin besitzt, sind auch nach der Komplexbildung mit der biotinilierten Peroxidase noch Bindungsstellen des Streptavidin frei, über die dann die Bindung an den biotinilierten Antikörper im Gewebeschnitt erfolgt. Nach dieser Inkubation folgt ein weiterer 3mal 3minütiger Waschschritt des Präparates in 0,1-M-Phosphatpuffer und in 0,05-M-TRIS-HCl-Puffer bei pH 7,6. In letzterem Puffer wird als Substrat für die Peroxidase 3,3´-Diaminobenzidin (0,0125%ig; Sigma Chemie, Deisenhofen) in Anwesenheit von H_2O_2 (0,000 002%) eingesetzt. Die durch das umgesetzte Diaminobenzidin eingetretene Braunfärbung wird kontrolliert, und die Reaktion je nach Färbeintensität nach 10–20 min durch Waschen in 0,05-M-TRIS-HCl-Puffer und anschließend in Aqua dest. (je 5 min) abgebrochen. Die Schnitte werden dann wie in der Lichtmikroskopie üblich durch eine aufsteigende Alkoholreihe entwässert und in einem permanenten Medium (Depex) eingedeckt. Die Auswertung solcher Präparate erfolgt ebenfalls mit dem Polyvar-Mikroskop; in diesem Fall aber in normaler Hellfeldbetrachtung.

Als Kontrollen für den positiven Ausfall der Reaktion werden gleichartig hergestellte Gewebeschnitte von sensiblen und sympathischen Ganglien benutzt. Nach Evaluierung der normalen Innervation unbehandelter kontralateraler Kreuzbänder bei operierten Tieren dienen auch solche Gewebe als positive Kontrollen bei der Inkubation transplantierter Bänder.

Das Auslassen einzelner Schritte der immunhistochemischen Prozedur oder Ersetzen des spezifischen Primärantikörpers durch normales Ratten- oder Mäuseserum führt jeweils zu negativen Resultaten.

Die Reaktionseigenschaften des monoklonalen SP-Antikörpers gegen verwandte und nicht verwandte Neuropeptide werden durch übliche Präabsorptionstests (Forssmann et al. 1981) ermittelt. Hierzu wird der verdünnte Antikörper über Nacht bei 4 °C mit synthetischen Peptiden versetzt, bevor er am nächsten Tag in der Immunhistochemie eingesetzt wird. Die Peptide werden jeweils in einer Konzentration von 20 µg Peptid pro ml Antikörper (in Endverdünnung) appliziert. Ein negativer Ausfall der immunhistochemischen Inkubation bedeutet in diesem Test eine positive Reaktion mit dem zugegebenen Peptid, da der Antikörper dann nicht mehr für eine Reaktion mit dem Gewebeschnitt zur Verfügung steht. Keine Reaktion ist mit dem häufig in sensiblen SP-haltigen Nervenzellen zu findendem „calcitonin-gene-related-peptide" (CGRP; Sigma Chemie, Deisenhofen) zu beobachten. Eine erfolgreiche Präabsorption läßt sich hingegen mit synthetischem SP (Serva GmbH, Heidelberg) durchführen. Das chemisch nahe verwandte Peptid Neurokinin A, das wie Substanz P zur Familie der Tachykinine gehört, auf dem gleichen Gen wie SP kodiert ist und am C-terminalen Ende identisch mit SP ist, wird ebenfalls von monoklonalen Antikörpern erkannt. Korrekterweise ist daher zur Bezeichnung der erzielten Immunreaktivität die Benennung „Tachykinin-Immunaktiviät" präziser.

Bewertungskriterien der immunhistochemischen Nervendarstellung. Die Neuroanatomie des nichtoperierten Kontrollkreuzbandes wird zeitversetzt (nach 3, 6, 12, 24, 36 und 52 Wochen; s. 3.2.4) mit dem neuralen Verteilungsmuster der transplantierten VKB fluoreszenzmikroskopisch und in normaler Hellfeldbetrachtung ausgewertet und photographiert. Die Anzahl und das lokale Verteilungsmuster der dargestellten Nerven werden dabei festgehalten.

3.1.2 Quantitative Untersuchungsmethoden

3.1.2.1 Reißversuche

Die Überprüfung der biomechanischen Belastbarkeit der allogen transplantierten VKB und ihrer Kontrollen erfolgt durch Reißversuche. Diese Untersuchungen werden mit einer Materialprüfmaschine durchgeführt (Universalprüfmaschine 81801, Frank GmbH, Weinheim). Aufgrund des kurzen Kraftflußweges und der reibungsarmen Kugelgewindeantriebsspindeln eignet sich diese Prüfmaschine auch zur Messung geringer Prüfkraftwerte, wie sie durch den Versuchsaufbau dieses Experimentes vorgegeben ist. Die Meßwerterfassung erfolgt über einen inkrementalen Wegaufnehmer mit einer Auflösung von 0,001 mm und Kraftaufnehmer auf Dehnungsmeßstreifenbasis, querkraftabgestützt, für einen Prüfkraftbereich von 0,01 N bis 10 kN. Zur Darstellung der Prüfergebnisse wird ein Meßwertdrucker als Peripheriegerät an die Prüfmaschine angeschlossen.

Unmittelbar nach Tötung der Tiere (s. 3.2.3.4) werden beide Hinterläufe amputiert, von Haut, Muskeln und Sehnen befreit und der Fuß im oberen Sprunggelenk abgesetzt. Das Kniegelenk wird hierbei nicht eröffnet. Die Präparate werden anschließend in mit physiologischer Kochsalzlösung getränkten Kompressen eingeschlagen. Erst unmittelbar vor der Durchführung der Reißversuche wird das Kniegelenk eröffnet und von allen Weichteilgeweben soweit befreit, daß als einzige Verbindung zwischen Femur und Tibia das VKB erhalten bleibt. Die Zeitdauer zwischen der Tötung der Tiere und dem Ende des Reißversuches beträgt zwischen 2 und 3 h, zwischen dem Eröffnen des Kniegelenks und dem Ende des Reißversuchs durchschnittlich 20 min. Während dieser Zeit werden die Präparate laufend mit physiologischer Kochsalzlösung befeuchtet. Hiermit kann gewährleistet werden, daß die Präparate vor dem Prüfvorgang nicht austrocknen oder sich in ihrer Konsistenz verändern. Die angegebenen Zeiten entsprechen Literaturangaben zum Testen von kollagenem Bindegewebe (Viidik et al. 1965; Viidik u. Lewin 1966; Galante 1967; Hirsch u. Galante 1967; Matthews u. Ellis 1967; Viidik 1980).

Zur Aufnahme der Präparate in der Reißmaschine wird eine spezielle Haltevorrichtung konstruiert, die die Präparate in 30°-Kniebeugung fixiert. Die Zugrichtung erfolgt im Längsverlauf der Kreuzbandachse (Shino et al. 1984; Figgie et al. 1986). Hierfür wird die Tibia des zu prüfenden Kniegelenks mit 21,8 mm starken, quer verlaufenden transossären Kirschner-Drähten fixiert, die femorale Fixation erfolgt ebenfalls mit 2 quer eingebrachten Kirschner-Drähten zur sicheren Einstellung des zu prüfenden Kreuzbandes in der vorgegebenen Winkelstellung (Abb. 3). Ein Rotieren von Femur und Tibia gegeneinander – mit dem Resultat einer scheinbaren Bandverlängerung des physiologischerweise 90° nach distal-lateral verwrungenen Bandes – kann mit dieser Versuchsanordnung ausgeschlossen werden. Beim Einbringen der Kirschner-Drähte wird auf die physiologische Abweichung der Femur- bzw. der Tibiaschaftachse zur Kniegelenkachse geachtet, so daß nach Einbringen der Präparate in die Haltevorrichtung die Kniegelenkachse horizontal verläuft und das Band beim Reißen seine physiologische Abweichung zur Vertikalen beibehält.

Um die systemimmanente Verformung der Halterung (Metallbügel und Kirschner-Drähte) und der mitgetesteten anteiligen Knochenabschnitte von Femur und Tibia von der tatsächlichen Längenveränderung des VKB während des Reißversuches abzugren-

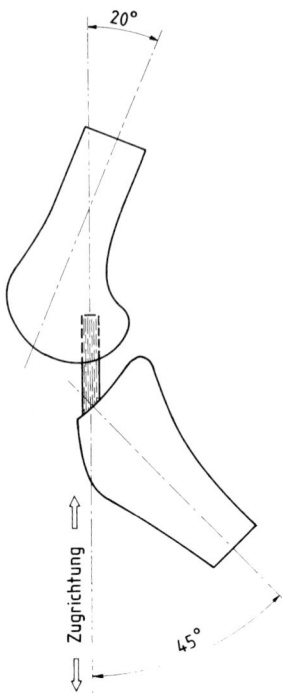

Abb. 3. Reißversuche: Schematisierte Zeichnung zur Krafteinleitung in das VKB

zen, wurde das Durchführen eines Vorversuches notwendig. Hierzu wurden die Diaphysen eines frisch entnommenen rechten und linken Oberschenkelknochens eines für andere Versuchszwecke benötigten jugendlichen (Alter 4 Monate, radiologisch gesicherte offene Epiphysenfugen) und eines ausgewachsenen Kaninchens (Alter etwa 1,5 Jahre) von je 2 am proximalen und distalen Knochenende quer eingebrachten Kirschner-Drähten so fixiert, daß die Distanz zwischen den beiden Kirschner-Drahtpaaren der Länge entsprach, die beim Hauptversuch den mitgetesteten Knochenabschnitten von distalem Femur und proximaler Tibia gleichkam (ca. 3,5 – 4,0 cm). Jeder der derart eingespannten Diaphysenabschnitte wurde 2 Zugversuchen unterzogen; als maximale Zugkraft wurden 500 N festgelegt (Viidik u. Lewin 1966; Viidik 1968; Woo et al. 1987; Ballock et al. 1989). Das arithmetische Mittel der ermittelten Längenveränderung der Halterung und des Knochens ergab 0,21 mm. Da unsere maximalen Reißkraftwerte in der Mehrzahl zwischen 100 und 250 N lagen (Mittelwert: 188,75 N), wurde diese Größe nicht mitberücksichtigt.

Bei der experimentellen Bestimmung der mechanischen Eigenschaften von Sehnen und Bändern stellt sich eine Reihe von technischen Schwierigkeiten, die das akkurate Messen der Bandgeometrie und die Isolierung der Bandeigenschaften von denen des umgebenden Gewebes mitbeinhalten (Claes et al. 1979).

Bei der Bestimmung der Reißfestigkeit des transplantierten VKB wird das Band inklusive seiner femoralen und tibialen Insertionen gemessen. Dieses Vorgehen erlaubt die sichere Verankerung des Kreuzbandes und ist bei der geringen Länge des zu messenden Präparates die technisch einzig mögliche Lösung. Der hierbei in Kauf genommene Nachteil, die Miteinflußnahme der Insertionsstellen des Bandes auf die Meßergebnisse ist gering (Woo et al. 1983) und entspricht gängigen Verfahrensweisen zur Bestimmung der Reißfestigkeit autogenen und allogenen Kreuzbandersatzgewebes (Noyes u. Grood 1976).

Die Ergebnisse der Reißversuche werden als Kraft-Dehnungs-Diagramme ermittelt, Spannungs-Dehnungs-Diagramme werden nicht errechnet. Die hierzu notwendige Bestimmung der Ausgangsfläche des VKB kann aufgrund dessen räumlicher Konstellation nicht exakt genug durchgeführt werden, denn die Fläche des VKB variiert erheblich im Bandverlauf (Ballock et al. 1989). Auch die Ausgangslänge der Kreuzbänder wird nicht bestimmt, da der Knochen-Band-Übergang des VKB beim Kaninchen aufgrund der breiten Bandinsertion und der kurzen Bandlänge nicht exakt genug festzustellen ist (Viidik et al. 1965).

Im Gegensatz zum Spannungs-Dehnungs-Diagramm können im Kraft-Dehnungs-Diagramm Variationen, die auf geometrische Unterschiede der Präparate zurückzuführen sind, nicht miterfaßt werden. Da es sich bei den getesteten Präparaten um eine einheitliche Tierart mit uniformen Kreuzbändern handelt und sich mögliche geometrische Unterschiede auf alle Gruppen gleichmäßig verteilen, wird – in Übereinstimmung mit Literaturangaben – auf die Errechnung der Spannungs-Dehnungs-Diagramme verzichtet (Smith 1954; Viidik et al. 1965; Noyes et al. 1974a, b; Viidik 1979; Jackson et al. 1987a, b; Woo et al. 1987; Ballock et al. 1989).

Kraft-Dehnungs-Diagramme von Sehnen und Gelenkbändern zeigen ein typisches mechanisches Verhalten, das in der Mikrostruktur des elastischen Gewebes begründet liegt (Abb. 4).

Der in Abb. 4 dargestellte Kurvenverlauf läßt sich in 5 verschiedene Abschnitte aufteilen: Im Abschnitt A, dem initialen Kurvenabschnitt („initial progressiver Kurvenabschnitt" oder „toe region"), nimmt die Zugkraft progressiv mit der Längenzunahme zu. Dies kann mit der zunehmenden Parallelausrichtung der einzelnen, im Ruhezustand gewellt vorliegenden Fasern erklärt werden (Noyes u. Grood 1976; Viidik 1980a, b; Akeson et al. 1985). Sind die kollagenen Fasern dann unter einer bestimmten Zugbeanspruchung gänzlich parallel zueinander ausgerichtet, steigt die Dehnung linear zur Zunahme der Zugkraft an (linear elastischer Kraft-Dehnungs-Bereich: B). Nach dem Überschreiten einer gewissen Zugkraft kommt es zu irreversiblen Längenveränderungen der Faserstrukturen mit Rupturen einzelner Faserstränge, das Band versagt jedoch noch nicht vollständig und

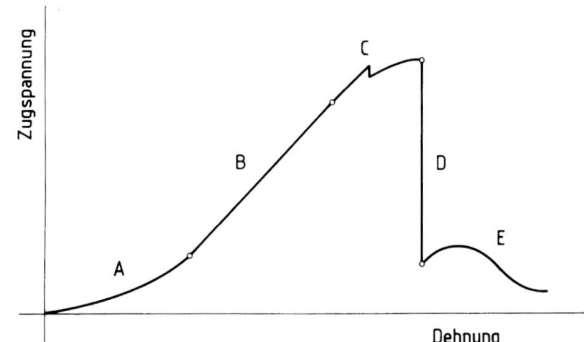

Abb. 4. Typisches Kraft-Dehnungs-Diagramm eines Gelenkbandes (Woo et al. 1990)

dehnt sich bis zu seiner maximalen Belastbarkeit noch geringfügig weiter aus (C). Eine weitere Zunahme der Zugkraft führt dann zum schlagartigen Versagen großer Anteile des Bandes und zum raschen Abfall des Kraft-Weg-Diagramms (D). Eine weitere Belastung des verbliebenen Restbandes ergibt das vollständige Versagen der Bandstruktur schon bei geringen Kräften (E).

Randomisierung und statistische Auswertung. Randomisiert wird die Zuteilung der Tiere zur jeweiligen Versuchsgruppe (3, 6, 12 oder 24 Wochen Versuchsdauer) und die Seitenzuweisung der zu operierenden Kreuzbänder (rechts oder links). Nach Zufallszahlenverteilung (Wissenschaftliche Tabellen, Geigy 1982) und der zufälligen Gruppenzuteilung nach Zahlengröße in 4 Gruppen (3-, 6-, 12- und 24-Wochen-Tiere) erfolgt die erneute Randomisierung zur zufälligen Seitenzuweisung (Tabelle 3). Die Tiere sind mit einer in das rechte Ohr eintätowierten Nummer versehen und werden im Versuchsablauf unter dieser Nummer geführt.

Tabelle 3. Randomisierung der Reißversuchstiere (Versuchsdauer / -zeit)

3 Wochen	6 Wochen	12 Wochen	24 Wochen
055 rechts	081 rechts	129 rechts	047 links
077 links	093 rechts	223 links	124 links
331 rechts	105 rechts	371 links	321 rechts
351 rechts	151 links	404 rechts	411 rechts
473 rechts	159 links	431 rechts	471 rechts
571 links	427 links	455 links	474 rechts
825 rechts	469 links	769 links	927 links
858 rechts	801 links	809 links	971 links

Zum Vergleich der transplantierten Kreuzbänder mit den nichtoperierten Kontrollbändern bezüglich der 4 Parameter werden Tests für gepaarte Beobachtungen gerechnet. Dabei wird der Unterschied zwischen operiertem und Kontrollband nicht als Differenz der gemessenen Werte, sondern aufgrund der besseren Interpretierbarkeit als Quotient angegeben. Es wird für jedes Merkmal und für jede Gruppe von 8 Tieren der Mittelwert dieser Quotienten berechnet und getestet, ob ein statistisch signifikanter Unterschied vorlag, also ob der beobachtete Mittelwert der Quotienten überzufällig von 1 (=100%) abwich. Hierzu wird der Ein-Stichproben-t-Test verwandt (Statview II Program 1987, Abakus Concepts Inc., Berkley/CA, USA), da die Verteilung der Quotienten in den meisten Fällen hinreichend gut einer Normalverteilung entsprach. Um der Tatsache Rechnung zu tragen, daß hier aufgrund des multiplen Testens (16 Ein-Stichproben-t-Tests) mit erhöhter Wahrscheinlichkeit zufällig signifikante Ergebnisse auftreten können, wird eine Adjustierung der Irrtumswahrscheinlichkeiten nach der Bonferroni-Methode vorgenommen. Dies bedeutet die Anwendung einer Signifikanzschranke von 0,05/16 = 0,0031 für jeden dieser Tests.

Für die Fragestellung nach der zeitlichen Abfolge der gemessenen Parameter Reißfestigkeit, Reißlänge und Länge des initial progressiven Kurvenverlaufes und dem errechneten Parameter Steifigkeit für die transplantierten und Kontrollbänder und dem Verlauf des Unterschieds zwischen den transplantierten und den Kontrollbändern erfolgt die statistische Überprüfung mit Hilfe des Jonck-Heere-Tests (Bortz et al. 1990). Hierbei wird die Nullhypothese (daß sich die Verteilungen der Quotienten der ausgewerteten Parameter der transplantierten und der Kontrollbänder nicht unterscheiden) gegen die Alternative eines monotonen Tests gesetzt (Statxact Program 1987, Cytel Software Cooperation, Cambridge/MA, USA). Der Test basiert auf Rangdaten und ist daher eine robuste Alternative zu dem entsprechenden varianzanalytischen Test. Die Adjustierung der Irrtumswahrscheinlichkeiten nach der Bonferroni-Methode bedeutet hier die Anwendung einer Signifikanzschranke von 0,05/8 = 0,00625 für jeden der 8 Tests zur Beurteilung der zeitlichen Abfolge der Parameter der Transplantate und der Kontrollbänder im Untersuchungszeitraum und von 0,05/4 = 0,0125 für jeden der 4 Tests zur Beurteilung des Verlaufs des Unterschieds zwischen den transplantierten und den Kontrollbändern.

Bewertungskriterien. Folgende Parameter werden bei den Reißversuchen zur Auswertung herangezogen:

1. Reißfestigkeit des VKB (F_{max}): Die Maximalkraft, unter der die Bandstruktur reißt, wird definitionsgemäß als Reißfestigkeit angegeben und in Newton (N) gemessen.

2. Reißlänge des VKB ($\Delta L(F_{max})$): Die Verlängerung der Länge des getesteten Bandes zum Zeitpunkt der Reißfestigkeit wird definitionsgemäß als Reißlänge angegeben und in Millimeter gemessen.

3. Steifigkeit des VKB (S): Die Steifigkeit des Bandes ist definiert als die konstante Steigung der Kraft-Dehnungs-Kurve im linearelastischen Bereich B und wird als Quotient der Zugkraft über der Längenveränderung ($F/\Delta L$) in N/mm angegeben. Sie entspricht dem Elastizitätsmodul E ($= \sigma/\varepsilon$) im Spannungs-Dehnungs-Diagramm (Viidik et al. 1965; Butler et al. 1983):

$$S = \frac{F}{DL} \left\{ \frac{N}{mm} \right\}$$

4. Länge des initial progressiven Kurvenverlaufs (L_i): Die Länge des initial progressiven Kurvenverlaufs wird im englischen Sprachraum als „toe region" bezeichnet und entspricht dem Abschnitt A der Kraft-Dehnungs-Kurve in Abb. 10. Aus ihrer Größe kann auf die Struktur und Orientierung der bindegweblichen Fasern des Bandes geschlossen werden. Der Wert wird aus der Kraft-Dehnungs-Kurve abgelesen und in Millimetern bestimmt.

5. Rißstellen: Die Lokalisation der Rißstellen wird vermerkt als:
   – proximal ossär
   – proximal ligamentär
   – interligamentär
   – distal ligamentär
   – distal ossär

Die relative Reißgeschwindigkeit wird für alle getesteten Bänder gleich auf 50 mm/min (0,83 mm/s) festgelegt. Die in der Literatur genannten Reißgeschwindigkeiten betragen zwischen 1 und 500 mm/min (Noyes et al. 1974a, b; Trent et al. 1976; Woo et al. 1983). Die Vorkraft wird auf 0,2 N festgesetzt.

3.2 Untersuchungsmaterial: tierexperimenteller Aufbau

Da das Kaninchen das – nach dem Hund – am häufigsten verwendete Versuchstier zur Klärung biomechanischer Fragestellungen und ligamentärer Heilungsvorgänge darstellt (Smith 1954; Cordrey et al. 1963; Viidik et al. 1965; Viidik u. Lewin 1966; Viidik 1967, 1968; Akeson et al. 1973, 1980; Hirsch 1974; Postaccini et al. 1978; Postaccini u. Demartino 1980; Roth u. Kennedy 1980; Frank et al. 1983; Amiel et al. 1986; Woo et al. 1987; Ballock et al. 1989; Woo et al. 1990), wird zur Verringerung von Großtierversuchen auf das kleinere Tiermodell zurückgegriffen.

3.2.1 Vorexperimente zur Auswahl der Versuchstiere und Operationsmethode

Zur Gewährleistung eines verwertbaren Versuchsergebnisses wird die Durchführung von Vorversuchen notwendig, mit denen die folgenden Fragestellungen geklärt werden können:

- Notwendigkeit der Verwendung von „SPF"- (specific pathogen free-) Tieren,
- Art der Verankerung des Transplantats,
- Standardisierung des Operationsverfahrens.

Bei bekannter Infektanfälligkeit herkömmlich gehaltener Kaninchen muß vor Versuchsbeginn trotz aseptischer Operationsbedingungen mit einer erhöhten Ausfallquote an Tieren aufgrund septischer Wundkomplikationen gerechnet werden (Berg 1988, persönliche Mitteilung). Bei Tieren, die in einem keimarmen Milieu aufgezogen werden und damit frei von spezifisch deklarierten Keimen (SPF) sind, ist dieses Infektrisiko deutlich geringer. Hierbei bedeutet SPF, daß die Tiere regelmäßig auf die folgend aufgelisteten, für Kaninchen pathogenen Erreger virologisch, bakteriologisch, parasitologisch und mykologisch untersucht werden und daß die Tiere bei Verschickung aus der Aufzucht frei von folgenden Keimen sind: Reovirus Typ 3, Rotavirus, Sendaivirus (SV 5), Mycoplasma-Spp., Bacillus piliformis, Bordetella bronchiseptica, Corynebacterium kutscheri, Klebsiella pneumoniae, Pasteurella multocida, Trichophyton Sp., Micosporum Sp., Kokzidien, Nematoden, Pasteurella pneumotropica, β-hämolytische Streptokokken, Yersinia pseudotuberculosis, Cheyletiella parasitivorax und Encephalitozoon.

Bei der Art der Transplantatverankerung muß überprüft werden, ob die Fixation mit einem resorbierbaren Nahtmaterial ausreichende Festigkeit zur sicheren Einheilung des Transplantats gewährleistet, oder ob eine stabile Verankerung nur mit einem nichtresorbierbaren (Draht-) Nahtmaterial erreicht werden kann.

Der Vorversuch wird identisch zum Hauptversuch an 6 Tieren durchgeführt (Tabelle 4). Hierbei werden je 3 SPF- und konventionell gehaltene Kaninchen transplantiert. Kreuzbandspender sind 2 SPF- und 1 konventionell gehaltenes Kaninchen. Ebenfalls je 3 Tieren wird das transplantierte Kreuzband mit resorbierbarem Nahtmaterial (Faden) oder mit Stahldraht (Draht) fixiert. Die Dauer des Vorversuchs wird auf 4 Wochen terminiert.

Tabelle 4. Schema des Vorversuchs

	Draht	Faden
SPF-Tiere	2	1
Konventionelle Haltung	1	2

Bei 2 der konventionell gehaltenen Tiere mußte der Vorversuch jedoch vorzeitig abgebrochen werden, da Wundinfektionen auftraten, die auch durch eine parenterale Antibiotikagabe (50 000 I.E. Penicillin/kg/Tag I.m., Grünenthal GmbH, Stolberg) nicht beherrscht werden konnten. Ebenfalls bei 2 der Tiere (je ein SPF- und ein konventionell gehaltenes Tier) hatte sich die Bleikugel von dem glatten, resorbierbaren Faden gelöst.

Als Ergebnisse der Vorversuche werden deshalb im Hauptversuch nur SPF-Kaninchen verwendet und die transplantierten Kreuzbänder mit einem 3-0-Stahldraht armiert (Ethicon GmbH, Norderstedt).

Zur Vorbereitung des Operationsverfahrens werden zunächst an toten Tieren die einzelnen Operationsschritte zur Kreuzbandentnahme und -transplantation eingeübt. So kann bereits im Vorfeld die Hautschnittführung, die Art der Kniegelenkeröffnung und Bandentnahme, die Größe der zu setzenden Bohrlöcher, die Kreuzbandarmierung und -fixation standardisiert werden.

3.2.2 Auswahl und Haltung der Versuchstiere

Als Versuchstiere wird ein SPF-Auszuchtstamm der Rasse „New Zealand White" (Institut für Versuchstierkunde und -zucht, Thomae GmbH, Biberach an der Riss) verwendet (Stamm: Chbb:HM/Chbb:CH/Chbb:NZW; Untersuchungszeitraum für die oben genannten spezifisch deklarierten Keime: 01.01.1989 – 05.07.1989; Untersucher: Zentralinstitut für Versuchstierkunde Hannover; Charles River Institute, Wilmington; Labor für Versuchstierkunde und -zucht, Thomae GmbH, Biberach; Staatl. Untersuchungsamt Aulendorf).

Im Gegensatz zu Inzuchtstämmen handelt es sich bei diesen Tieren nicht um genetisch homozygote, sondern um heterozygote, homogene jugendliche Tiere überwiegend männlichen Geschlechts, 4–5 Monate alt und 2500–3500 g schwer. Bei Kaninchen dieses Alters sind die Epiphysenfugen noch nicht geschlossen. Vor Freigabe werden sie 14 Tage zur Akklimatisierung an konventionelle Tierhaltung in Quarantäne gehalten, um ihre Flora den Stallgewohnheiten anzupassen.

Bei den Vorversuchstieren handelt es sich entweder um SPF-Tiere, wie oben beschrieben, oder um heterozygote und genetisch homogene, aber nicht keimarme (nicht SPF) Tiere der Rasse „New Zealand White" (Tierzucht Koch, Edingen).

Alle verwendeten Tiere werden einzeln in konventionellen Standardkäfigen gehalten (400 mm hoch, 400 mm breit, 582 mm tief) und sie erhielten spezielles Kaninchentrockenfutter (HEMO GmbH, Scheden) sowie Trinkwasser ad libitum. Der Licht-Dunkel-Wechsel beträgt 10/14 h, Temperatur und Luftfeuchtigkeit werden automatisch kontrolliert. Die Luftumwälzung erfolgt 15mal je Stunde, die Luftfeuchtigkeit beträgt 50%.

3.2.3 Operationsmethode

3.2.3.1 Kreuzbandentnahme

Zur Prämedikation und präoperativen Vagolyse erhalten die Tiere 0,02 mg/kg Atropinsulfat (Atropinsulfat Braun 0,5 mg, Braun, Melsungen AG, Melsungen) in den M. biceps femoris injiziert. Als Anästhetikum werden 5 mg/kg Ketamin-HCl (Ketanest, Parke-Davis & Company, München) und 0,1 ml/kg Xylazin (Rompun 2%, Bayer AG, Leverkusen) ebenfalls intramuskulär in den M. biceps femoris appliziert. Die Tötung der Tiere erfolgt aus tiefer Narkose mit einer Überdosis Thiopental-Natrium 2,5 (Trapanal, BYK Gulden, Konstanz) intrakardial (Adams et al. 1966). Die Operation wird unter strenger Asepsis durchgeführt, d.h. es werden die gleichen Kautelen wie bei der humanmedizinischen Knochenentnahme zu Transplantationszwecken eingehalten. Um die Anzahl der Spendertiere so gering wie möglich zu halten, wird jedem Spendertier das rechte und linke VKB entnommen.

Nach Rasur der Hinterläufe wird das Tier auf den Rücken gelegt, der Operationssitus mit gefärbtem Kodan-Spray (Schülke & Mayr, GmbH, Hamburg) desinfiziert und mit sterilen Tüchern doppelt abgedeckt. Von einem medianen präpatellaren Längsschnitt aus wird das Kniegelenk unter querer Durchtrennung des Lig. patellae eröffnet und die Sehne des Extensor digitorum longus am latralen Femurkondylus abgetrennt; die das Kniegelenk umgebenden Sehnen und Muskeln werden schrittweise abgelöst, bis das Kniegelenk mit anteiligem distalem Femur und proximaler Tibia aus dem Hinterlauf herausgelöst werden kann. Nach Resektion der Seitenbänder erfolgt die restliche Kapsulotomie des Kniegelenks und die Entfernung der Menisken. Nach Identifikation der beiden Kreuzbänder wird das HKB entfernt, so daß als einzige, das distale Femur mit der proximalen Tibia verbindende Struktur das VKB erhalten bleibt. Mit einem kleinen Luer wird nun der Knochen um den Ursprung und Ansatz des VKB so weit abgetragen, bis das Band an beiden Enden nur noch von ca. 10 x 5 mm großen Knochenzylindern gefaßt ist (Abb. 5).

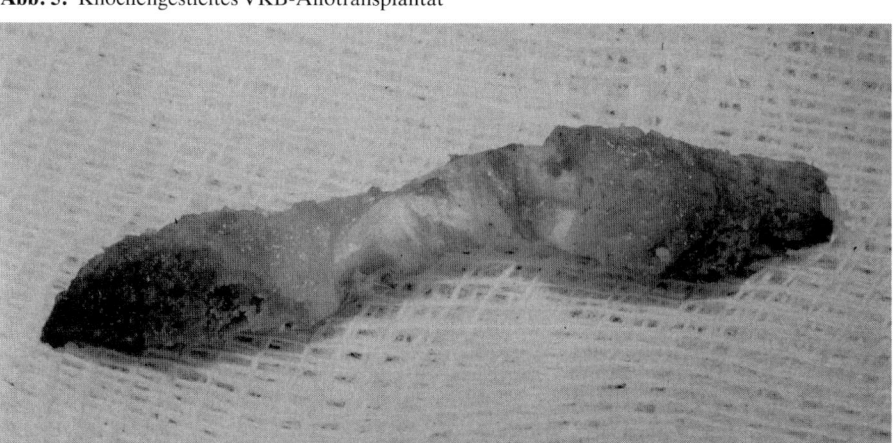

Abb. 5. Knochengestieltes VKB-Allotransplantat

Tibialseitig kann immer reiner spongiöser Knochen erhalten werden, durch den anatomisch vorgegebenen Ansatz des VKB am lateralen Femurkondylus muß bei manchen Tieren eine Kortikalislamelle belassen werden, d. h. die Transplantation erfolgt proximalseitig z. T. mit einem kortikospongiösen Span.

3.2.3.2 Knochenbank

Das Verfahren zur Lagerung der knochengestielten Kreuzbänder entspricht im wesentlichen den „Richtlinien zum Führen einer Knochenbank" (Wissenschaftlicher Beirat der Bundesärztekammer 1990). Die unter strenger Asepsis entnommenen Knochen-Band-Knochen-Präparate werden gleich nach Entnahme steril in spezielle kälteresistente Plastikbeutel eingepackt und in Glasgefäße mit exakt passendem Deckel gegeben, die dann mit Heftpflaster verschlossen werden. Spülungen mit antibiotischen Zusätzen werden bei der Entnahme nicht durchgeführt. Die Behälter werden entsprechend gekennzeichnet und sofort bei 90 °C tiefgefroren.

Die Aufbewahrung der entnommenen Transplantate erfolgt in der Knochenbank der Orthopädischen Universitätsklinik Heidelberg in einer Tiefkühltruhe bei einer konstanten Temperatur von −90 °C. Die Einhaltung der Lagertemperatur wird über ein Minimum-Maximum-Thermometer abgesichert, so daß die erforderliche Temperatur zu keinem Zeitpunkt überschritten werden kann. Die Knochenbank ist an ein Notstromaggregat angeschlossen, mit einer Alarmsicherung ausgestattet und verschlossen. Die minimale Lagerungsdauer der entnommenen knochengestielten Kreuzbänder in der Knochenbank wird auf 72 h festgesetzt, eine Lagerung über 3 Monate hinaus kann durch eine termingerechte Koordination von Entnahme- und Transplantationszeitpunkt vermieden werden.

Etwa 1–1,5 h vor der geplanten Transplantation werden die ausgewählten Präparate aus der Knochenbank geholt und im Operationssaal bei Zimmertemperatur aufgetaut, anschließend werden sie steril in warme Ringer-Lösung unter Zusatz von 1 Mio. I.E. Benzolpenicillin-Natrium (Grünenthal, GmbH, Stolberg) eingelegt und dann transplantiert.

3.2.3.3 Kreuzbandtransplantation

Zur Transplantation des VKB werden die Tiere mit 0,02 mg/kg Atropinsulfat intramuskulär prämediziert und mit 5 mg/kg Ketamin-HCl und 0,1 ml/kg Xylazin ebenfalls intramuskulär anästhesiert (s. 3.2.3.1). Hiermit wird eine differenzierte Narkose von 2–2,5 h Dauer mit Sedierung und Analgesie der Tiere unter Erhalt der Spontanatmung gewährleistet. Die Operation erfolgt unter strenger Asepsis.

Nach Rasur des zu operierenden Beins wird das Tier auf den Rücken gelegt, der Operationssitus desinfiziert und mit sterilen Tüchern doppelt abgedeckt. Die Eröffnung der Haut erfolgt von einem lateral-parapatellaren Schnitt aus über ca. 6 cm Länge. Nach Eröffnung der lateralseitigen Kniegelenkkapsel wird die Kniescheibe vorsichtig nach medial luxiert, die Sehne des dem lateralen Femurkondylus entspringenden M. extensor digitorum wird sorgfältig aus ihrem Bett an der lateralseitigen Tibiavorderkante herausluxiert und nach lateral gehalten. Der infrapatellare Fettkörper wird vorsichtig nach medial präpariert, die sich überkreuzenden vorderen Meniskusaufhängungen werden dargestellt und mit einem Häkchen nach vorne weggehalten. Nun kann das VKB zunächst distal und dann proximal scharf mit einem 11er-Skalpell direkt am Knochen abgelöst werden (Abb. 6). Hierbei wird streng darauf geachtet, daß es nicht zu einer akzidentiellen Mitverletzung des HKB und der dorsalen Kniegelenkstrukturen kommt. Mit einer speziell für diesen Zweck konstruierten gebogenen und spitzen Ahle wird am Ursprung und Ansatz

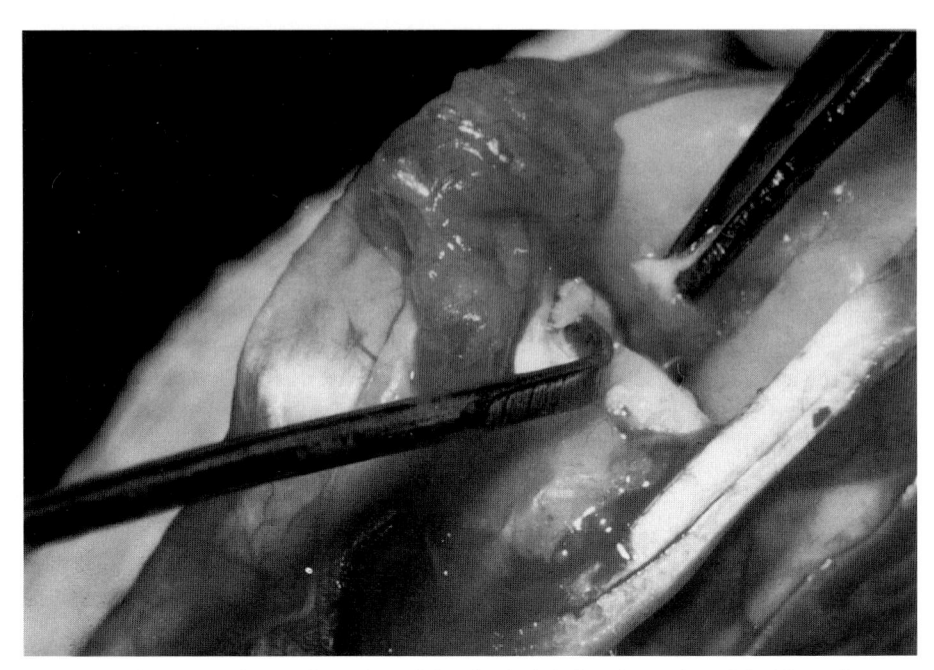

Abb. 6. Nach Luxation der Patella nach medial und Beiseitehalten der vorderen Meniskusaufhängungen Ablösen des VKB am Tibiakopf

des entnommenen VKB der jeweilige Knochen so markiert, daß mit der größtmöglichen Genauigkeit die Mitte des zu setzenden Bohrlochs bestimmt werden kann und ein Abrutschen des einzusetzenden Bohrers sicher verhindert wird. Zunächst wird das tibiale, dann das femorale Bohrloch gesetzt; hierbei wird tibialseitig die Meniskusaufhängung und am Femurkondylus das HKB durch die Assistenz beiseite gehalten. Die Vorbohrung erfolgt mit einem Bohrer von 3,2 mm Durchmesser und das Aufbohren mit einem 4,5-mm-Bohrer, jeweils auf einer Länge von 1–1,5 cm. Die Richtung der Bohrung verläuft jeweils von intra- nach extraartikulär.

Der in Verlängerung des Bohrlochs liegende kortikale Knochen wird zum Durchführen der Durchzugsnaht mit einem Bohrer von 2,0 mm Durchmesser gefenstert (Abb. 7).

Das zu implantierende VKB wird präoperativ aus der Knochenbank zum Auftauen herausgelegt; es wird jetzt steril aus seiner doppelten Verpackung (Glasgefäß und Plastikumhüllung) herausgeholt und an den anhängenden Knochenblöckchen mit je einem 3-0-Stahldraht armiert (Abb. 8). Die Stahldrähte werden dann durch die Kortikalisfenster an Tibia und Femur durchgezogen und die Knochenblöckchen in die vorgebohrten Knochendefekte sorgfältig eingepaßt (Abb. 9, 10). Die physiologische Rotation des VKB wird bei Implantation beachtet.

Die Armierungsstahldrähte werden angespannt; das implantierte Band wird nochmals auf seinen korrekten Sitz hin überprüft und bei einer für die Tiere physiologischen Knieruhestellung von 120° Beugung mit je einer auf die Stahldrähte aufgeklemmten Bleikugel proximal und distal fixiert (Abb. 11). Das Gelenk wird anschließend mehrfach mit physiologischer Kochsalzlösung ausgespült, die Kniescheibe sowie die Sehne des Extensor digitorum werden reponiert und die Gelenkkapsel mit atraumatischem Nahtmaterial

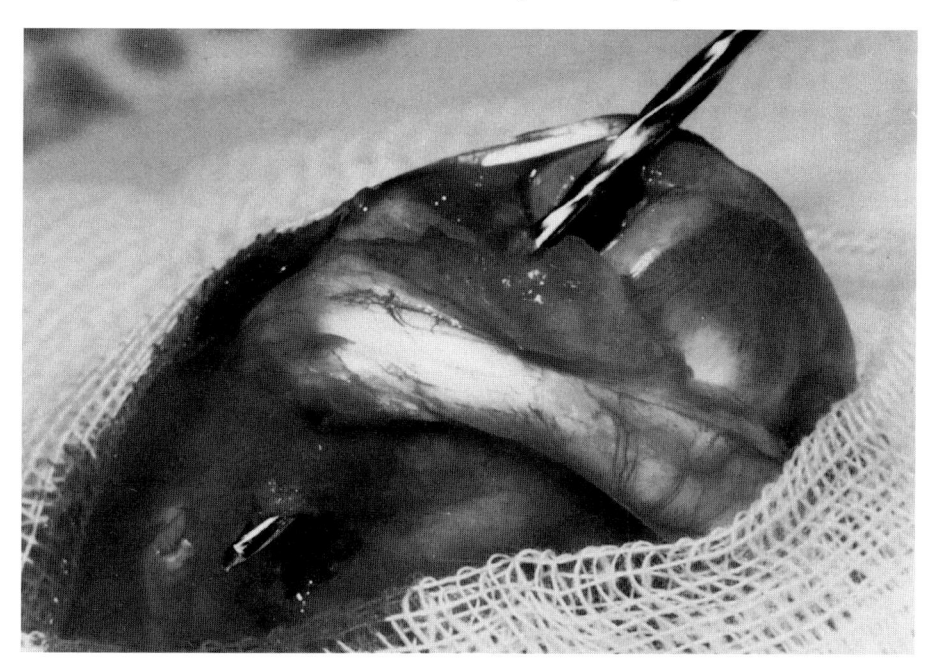

Abb. 7. Nach dem Setzen der tibialen und fermoralen Bohrlöcher Fenstern der Tibiametaphyse zur transossären Fixation des Allotransplantates

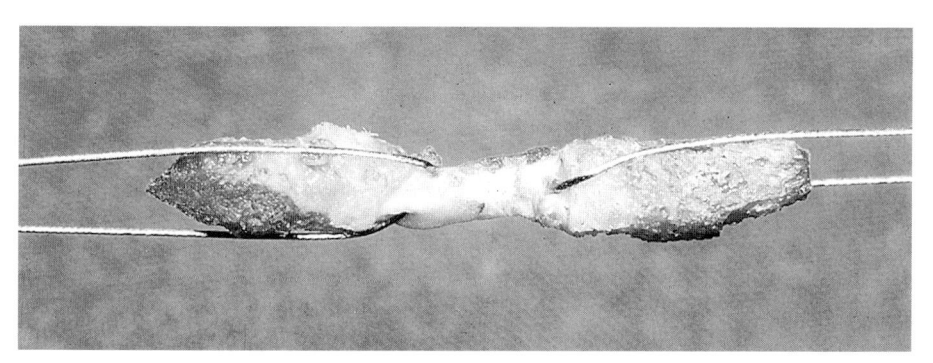

Abb. 8. Armiertes VKB-Allotransplantat

(4–0) mit Einzelknopfnähten verschlossen (Ethicon GmbH, Norderstedt). Die Bleikugeln werden mit subkutanen Gewebeschichten gedeckt, die Haut mittels Intrakutanfaden verschlossen (Ethicon GmbH, Norderstedt), dessen Enden unter der Haut versenkt werden und der postoperativ nicht entfernt wird. Ein Pflastersprühverband wird aufgebracht.

Die Tiere werden in ihre (Einzel-)Käfige zurückgebracht und schlafen ihre Narkose über die nächsten Stunden aus, eine Immobilisierung erfolgt nicht (Abb. 12). Die erste Belastung des operierten Beins im aufrechten Sitz im Käfig (in der für Kaninchen physiologischen Ruhestellung von 120° Beugung) erfolgt damit nach wenigen Stunden.

3 Material und Methode

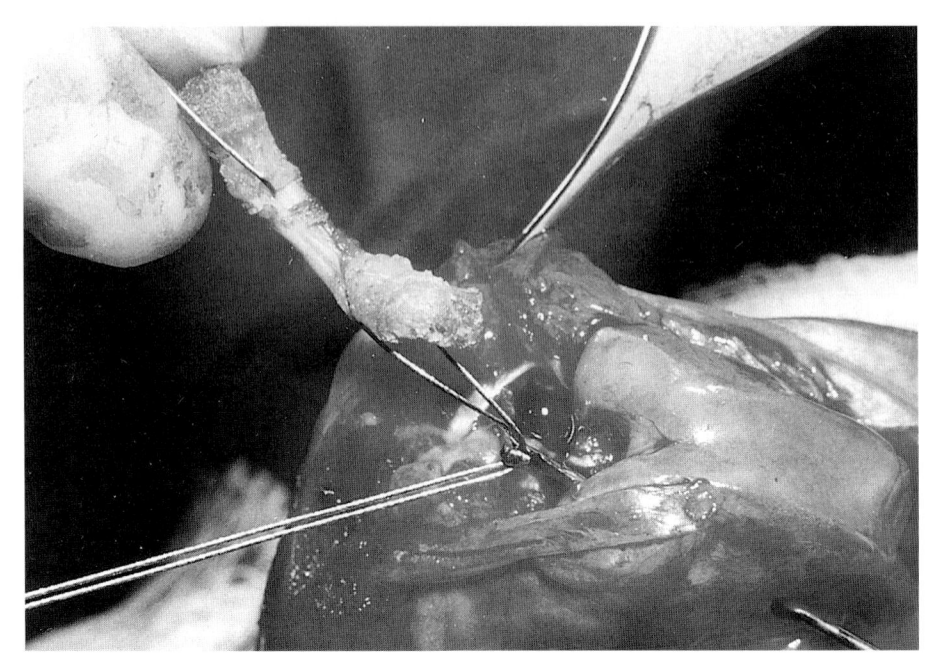

Abb. 9. Durchzug der Stahldrahtarmierung durch den lateralen Femurkondylus zur transossären Verankerung des Allotransplantates

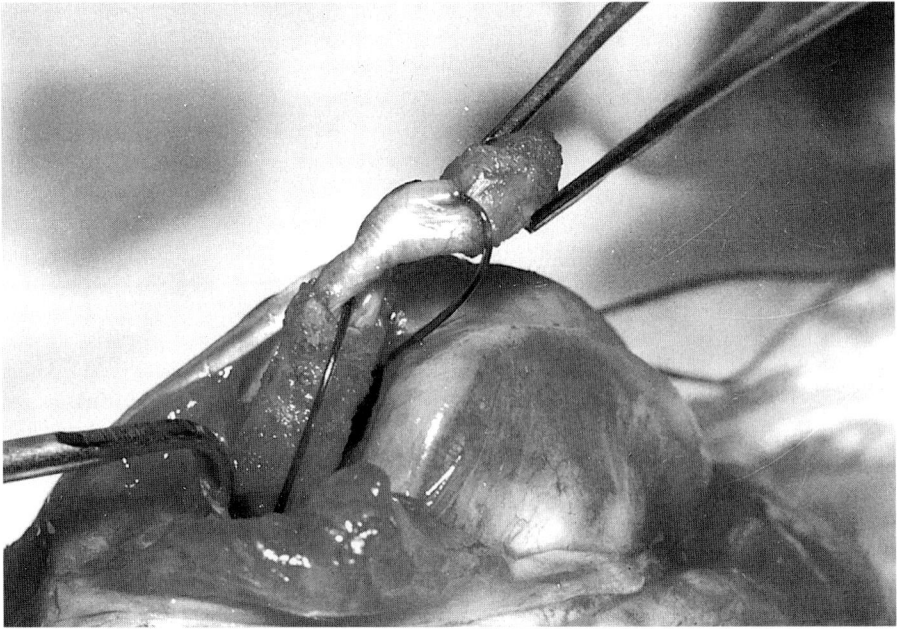

Abb. 10. Einsetzen des distalen Knochenblocks zur tibialseitigen Verankerung des Allotransplantates

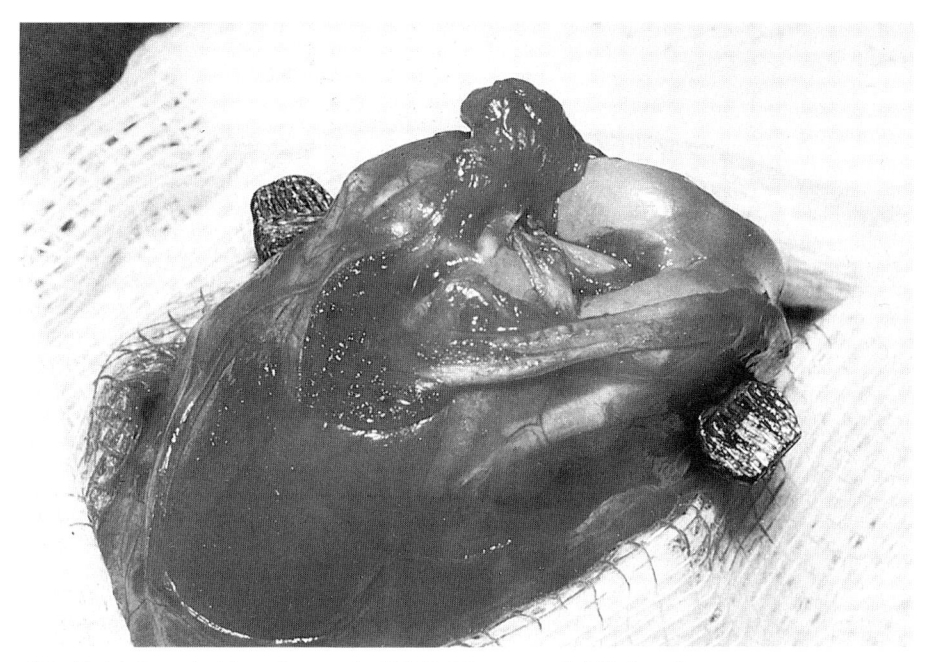

Abb. 11. Fixieren des Transplantates in 120°-Kniebeugung mit 2 Bleikugeln

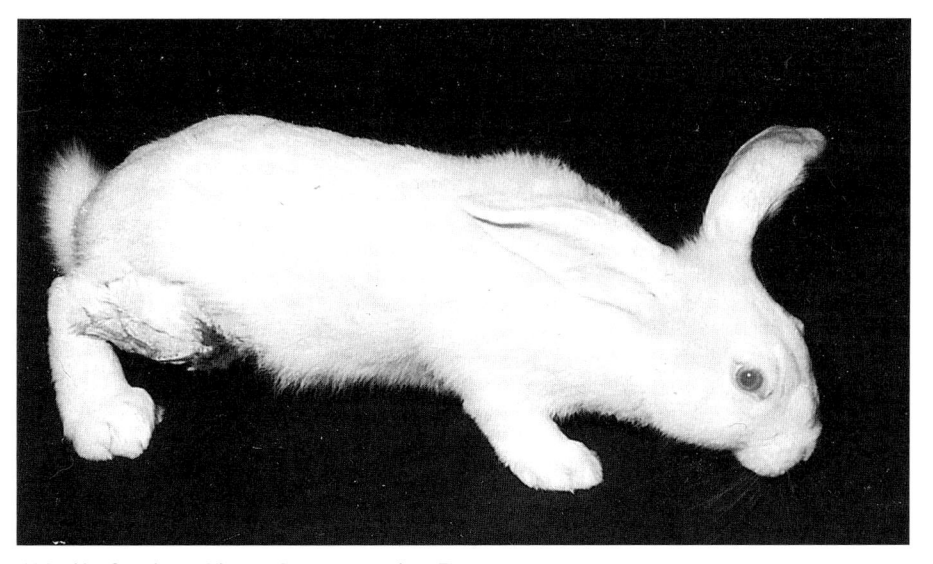

Abb. 12. Operiertes Tier am 7. postoperativen Tag

3.2.3.4 Explantation
Zum Abschluß der Versuchsdauer werden die Tiere mit 0,02 mg/kg Atropinsulfat prämediziert und mit 5 mg/kg Ketamin-HCl und 0,1 ml/kg Xylazin jeweils intramuskulär anästhesiert (s. 3.2.3.1 und 3.2.3.3). Die Tötung erfolgt aus tiefer Narkose mit einer Überdosis

Thiopental-Natrium 2,5 (Trapanal, BYK Gulden, Konstanz) intrakardial (Adams et al. 1966).

3.2.4 Nachuntersuchungsintervalle

Die Nachuntersuchungszeitpunkte werden auf 3, 6, 12, 24, 36 und 52 Wochen festgelegt. Damit kann sowohl das Einheilungsverhalten der ersten postoperativen Zeit kontrolliert als auch eine Prognose über das Langzeitverhalten der Allotransplantate abgegeben werden. Die angegebenen Zeiten entsprechen Literaturangaben zum Testen von kollagenem Bindegewebe bei Kaninchen (Frank et al. 1983; Sabiston et al. 1988; Ballock et al. 1989).

3.2.5 Gruppenzuteilung der Tiere

Im Hauptversuch wurden insgesamt 86 weiße Neuseelandkaninchen operiert; alle Tiere waren SPF.

29 Tiere dienten als Spendertiere, denen in Vollnarkose beide VKB entnommen wurden (s. 3.2.3.1) und die dann intraoperativ mit einer intrakardial applizierten Überdosis Ketamin-HCl getötet wurden. Aufgrund eines Entnahmefehlers wurde ein Kreuzband verletzt (2/3 Einkerben des Bandes an seiner femoralen Insertion) und konnte deshalb nicht zur Transplantation freigegeben werden, so daß von den 29 Spendertieren 57 VKB gewonnen werden konnten.

Diese 57 knochengestielten VKB wurden randomisiert 57 Empfängertieren zugeordnet und diesen implantiert.

Vier Tiere (Nummer 138, 183, 470, 521) zeigten in den ersten 7 postoperativen Tagen oberflächliche und nicht in die Tiefe reichende Wundinfekte, die systemisch antibiotisch mit 50 000 I.E. Penicillin/kg/Tag i.m. (Grünenthal GmbH, Stolberg) behandelt wurden und die nach Wundspreizung und lokalen antiseptischen Polyvidon-Jod-Spülungen (Braunol, Braun Melsungen AG, Melsungen) vollständig zur Ausheilung kamen. Die Tiere waren im weiteren Versuchsablauf unauffällig, die Inspektion der Kniegelenke post mortem ergaben einen unauffälligen intraartikulären Befund, sie wurden deshalb nicht aus der Studie ausgeschlossen.

Drei Tiere verstarben postoperativ und wurden aus der Studie ausgeschlossen: 1 Tier (Versuchsnummer 603) erwachte regelrecht aus der Narkose, wurde jedoch im direkten postoperativen Verlauf zunehmend unruhig und wurde am nächsten Morgen tot in seinem Käfig aufgefunden; eine Todesursache konnte nicht gefunden werden. 2 Tiere (Versuchsnummern 467 und 479) mußten in der 4. bzw. 7. postoperativen Woche getötet werden, da es hier im postoperativen Verlauf zur Ausbildung eines massiven, nicht beherrschbaren Kniegelenkinfekts gekommen war.

Alle 54 Tiere, die transplantiert und in die Versuchsauswertung aufgenommen wurden, wurden makroskopisch (narkose-) untersucht (s. 3.1.1.1); an 49 Tieren wurden Kniegelenkarthrotomien zur Inspektion des Kniebinnenraums durchgeführt. Die Kniegelenke von 5 Tieren wurden nach Gefäßinjektionsstudien im Kryomikrotom geschnitten und deshalb nicht arthrotomiert. Die Versuchstiernummern der arthrotomierten Tiere finden sich in den Tabellen 6-8.

An 10 Tieren wurden Injektionsstudien zur Gefäßdarstellung der transplantierten und der Kontrollkreuzbänder durchgeführt (s. 3.1.1.2). Die Anzahl der mit den verschiedenen Methoden untersuchten Tiere und den Untersuchungszeitraum zeigen die Tabellen 5-8.

3.2 Untersuchungsmaterial: tierexperimenteller Aufbau 35

Tabelle 5. Nachuntersuchungszeitraum und Anzahl der mit der Plastinationsmethode dargestellten VKB

Nachuntersuchungszeitraum (Wochen)	Anzahl der untersuchten Tiere	Versuchstier-nummer
3	1	621
6	1	373
12	1	481
24	1	468
52	1	097

Tabelle 6. Nachuntersuchungszeitraum und Anzahl der mit Microfil dargestellten VKB

Nachuntersuchungszeitraum (Wochen)	Anzahl der untersuchten Tiere	Versuchstier-nummer
3	1	401
6	1	523
12	1	799
24	1	421
52	1	585

Tabelle 7. Nachuntersuchungszeitraum und Anzahl immunhistochemisch augewerteter VKB

Nachuntersuchungszeitraum (Wochen)	Anzahl der untersuchten Tiere	Versuchstier-nummern
3	2	357, 521
6	3	067, 139, 183
12	3	767, 819, 905
24	2	138, 470
36 und 52	je 1	515, 402

Tabelle 8. Nachuntersuchungszeitraum und Anzahl durch Reißversuche ausgewerteter VKB

Nachuntersuchungszeitraum (Wochen)	Anzahl der untersuchten Tiere	Versuchstier-nummern
3	8	055, 077, 331, 351, 473, 571, 825 und 858
6	8	081, 093, 105, 151, 159, 427, 469 und 801
12	8	129, 223, 371, 404, 431, 455, 769 und 809
24	8	047, 124, 321, 411, 471, 474, 927 und 971

Bei insgesamt 12 Tieren wurde das transplantierte und das nichtoperierte kontralaterale VKB immunhistochemisch (s. 3.1.1.3) auf neu eingewachsene Nervenfasern hin untersucht (Tabelle 7).

Reißversuche wurden an 32 Tieren durchgeführt, hierbei wurden je 8 Tiere 3, 6, 12 und 24 Wochen nach erfolgter Transplantation biomechanisch untersucht (Tabelle 8).

3.2.6 Photographische Darstellung

Die photographische Darstellung der Präparate erfolgt durch das Photolabor der Orthopädischen Universitätsklinik. Die Makroaufnahmen werden auf einer Minolta-Kamera mit einem 135-mm-Objektiv (Olympus OM-4 TI) photographiert, die Mikroaufnahmen mit der gleichen Kamera und einem 28- bis 70-mm-Tokina-Objektiv. Als Film wird ein hochauflösender Ilford FP 4 135/36 verwendet.

4 Ergebnisse

4.1 Makroskopische Ergebnisse

4.1.1 Kontrollgelenke

Die Untersuchungen der kontralateralen, nichtoperierten Kniegelenke ex vivo zeigte bei allen Kontrollgruppen eine unversehrte Makrostruktur und intakte VKB (Abb. 13). Auch die Gelenke der Tiere mit längeren Überlebenszeiten (24-, 36- und 52-Wochen-

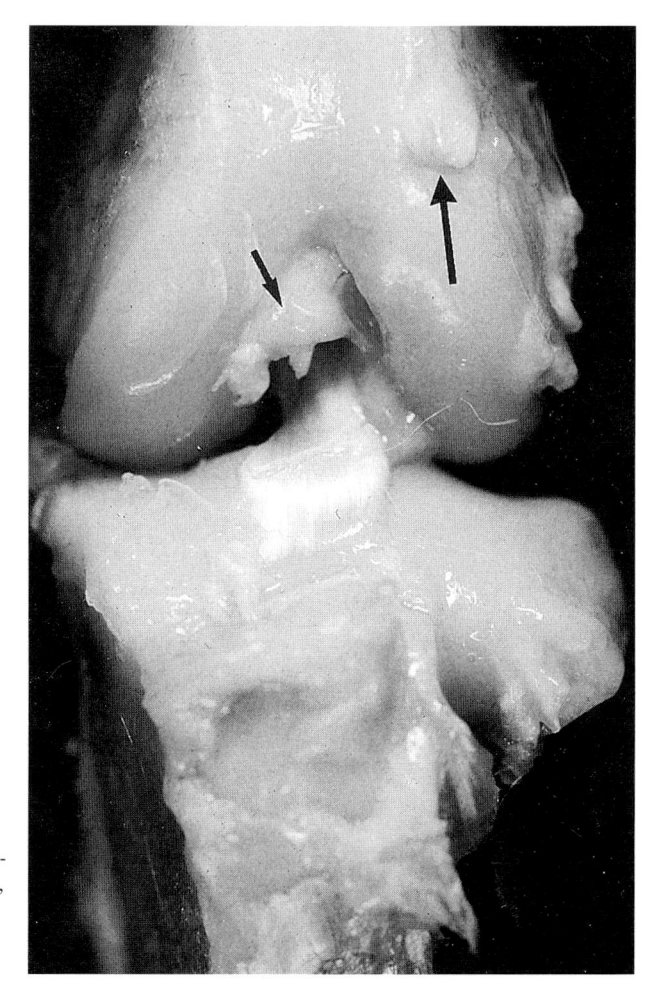

Abb. 13. Gesundes VKB (24-Wochen-Kontrolle: Tiernummer 431). Breitbasige Tibiainsertion, physiologische Rotation des VKB. Reste des exzidierten infrapatellaren Fettkörpers (⟶), Ansatz der Sehne des M. extensor digitorum longus (⟶, exzidiert)

38 4 Ergebnisse

Tiere) waren makroskopisch unauffällig, die Kreuzbänder korrespondierend zur Größe und Schwere der Tiere kräftiger ausgeprägt als die der 3-Wochen-Tiere (s. 3.1.2.1). Der infrapatellare Fettkörper war bei allen Tieren dem VKB locker aufgelegt, Verwachsungen oder Verklebungen der beiden Strukturen wurden nicht beobachtet.

4.1.2 3-Wochen-Tiere

Drei Wochen nach Implantation der allogenen Kreuzbänder konnnten 12 Tiere nachuntersucht werden, 11 davon mittels Arthrotomie. Bei 1 Tier (Nummer 621) wurde das Kniegelenk nicht eröffnet, da Injektionsstudien zur Gefäßdarstellung des infrapatellaren Fettkörpers und des VKB durchgeführt wurden.

Vier Kaninchen (Nummern 055, 351, 357, 858) zeigten eine Schonhaltung, das operierte Bein wurde nicht voll belastet. Die operierten Kniegelenke aller 3-Wochen-Tiere waren noch geschwollen, die Wundfäden waren bei den frisch verheilten Wunden noch sichtbar. Keines der Tiere hatte Zeichen eines Wundinfektes; 3 Tiere zeigten eine gering

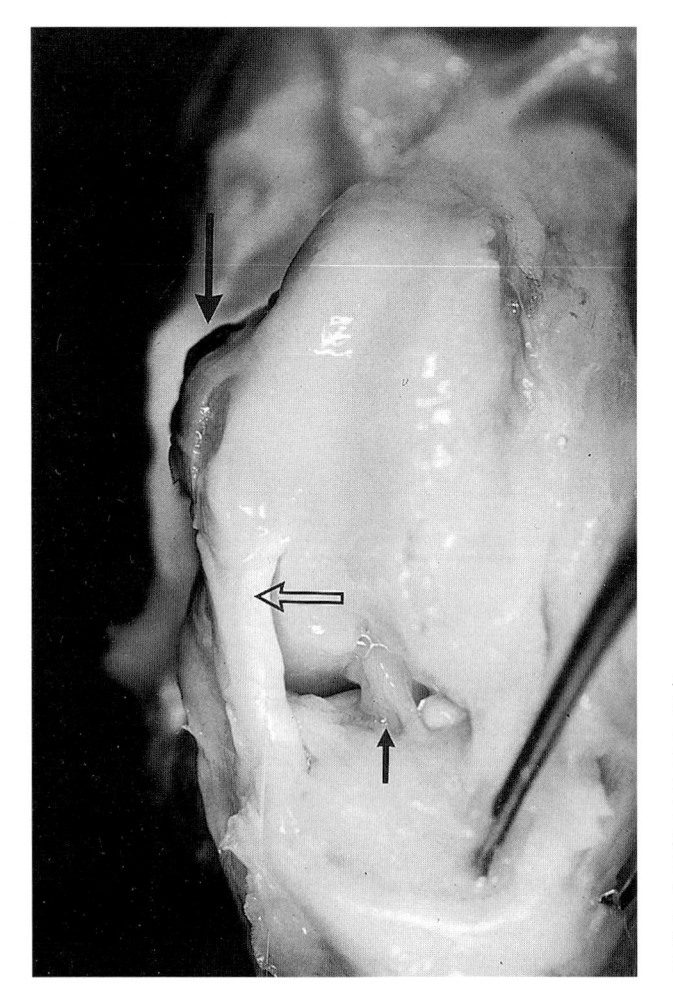

Abb. 14. Makroskopisches Ergebnis 3 Wochen nach allogener Kreuzbandtransplantation (Tiernummer 571). Glasig-atrophes Kreuzband (⟶), Bleikugel zur Bandfixation (⟶), Sehne des M. extensor digitorum longus (⟹); in den Branchen der Pinzette: medialer Meniskus

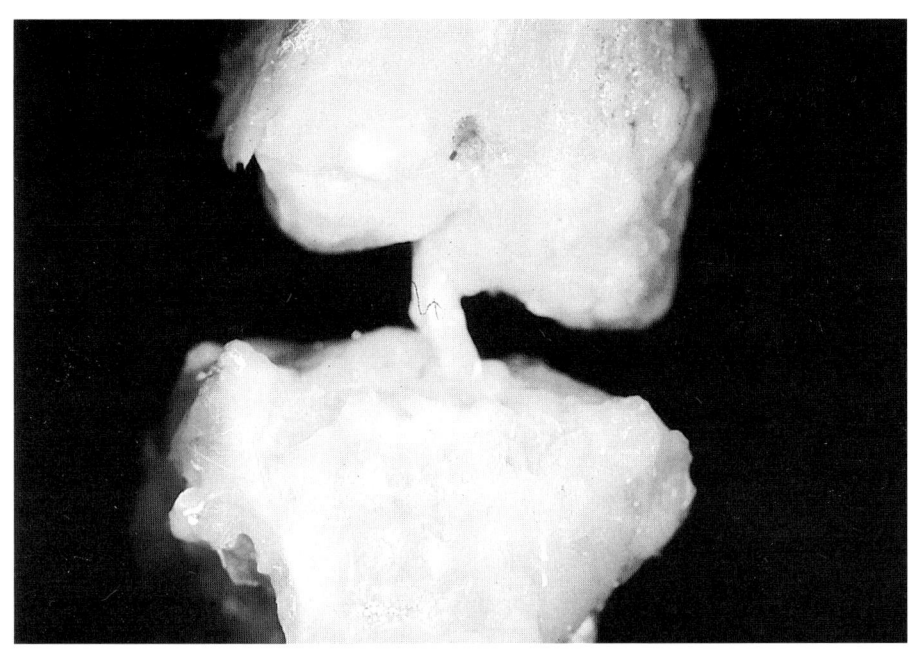

Abb. 15. Makroskopisches Ergebnis 3 Wochen nach allogener Kreuzbandtransplantation (Tiernummer 351). Dünnes, atrophes und elongiertes, aber intaktes Band ohne Synovialisüberzug, degenerative Gelenkveränderungen

ausgeprägte vordere Schublade, verbunden mit einen Gelenkerguß (Nummer 055, 351, 858). Dieser Erguß war klein in Menge (< 1 ml) und bernsteinfarben. Bei den anderen Tieren waren Menge, Färbung und Viskosität der Synovia unauffällig. In Narkose war die passive Beweglichkeit aller operierter Gelenke in Streckung und Beugung endphasig eingeschränkt. Die Synovialis aller 3-Wochen-Tiere war vermehrt gefäßinjiziert. Bei 1 Tier war die Sehne des M. extensor digitorum longus nach lateral luxiert (Nummer 858). Der infrapatellare Fettkörper war bei allen Tieren vermehrt gefäßgezeichnet und umfangvermehrt, dem transplantierten VKB aber nicht adhärent; 5 Tiere (Nummer 055, 351, 357, 571, 858) zeigten Anzeichen einer beginnenden femorotibialen Arthrose.

Bei keinem Tier war das Transplantat knöchern fest verankert oder zeigte eine synoviale Umhüllung. Die Allotransplantate waren alle intakt, jedoch z.T. erheblich atrophiert und ausgedünnt, glasig-weißlich in Konsistenz, elongiert und locker (Abb. 14, 15).

Die Drahtverankerung der transplantierten Bänder war bei allen Tieren fest.

4.1.3 6-Wochen-Tiere

Sechs Wochen nach Implantation der allogenen Kreuzbänder konnten 13 Tiere nachuntersucht werden, 12 davon mittels Arthrotomie. Bei 1 Tier wurde der Kniebinnenraum aufgrund von Vaskularisationsstudien nicht eröffnet (Nummer 373).

Alle 6-Wochen-Tiere belasteten das operierte Bein voll, 2 Tiere (Nummer 139, 427) zeigten eine geringe Schonhaltung. Die operierten Kniegelenke waren alle umfangvermehrt, jedoch infektfrei; 4 Tiere (Nummer 081, 139, 373, 427) zeigten eine gering ausgeprägte vordere Schublade. Von diesen 4 Tieren konnten 3 arthrotomiert werden (Nummer 081, 139, 427), dabei ließ sich ein geringer (< 1 ml) bernsteinfarbener intraartikulärer Kniegelenkerguß nachweisen. Die Seitenbänder aller 6-Wochen-Tiere waren stabil.

Alle Tiere litten an einer endphasisch eingeschränkten Kniegelenkbeweglichkeit; dieser Befund war jedoch nur in Narkose feststellbar, bei normaler Fortbewegung war die Bewegungseinschränkung nicht auffällig. Das Kreuzbandallotransplantat war bei allen Tieren im Vergleich zu den 3-Wochen-Ergebnissen deutlich umfangvermehrt und von einer hypertrophierten und gefäßreichen synovialen Zellschicht umhüllt, die – proximal vom infrapatellaren Fettkörper ausgehend – nach distal über das Allotransplantat wuchs. Bei 5 Tieren war das Transplantat selbst unter der Synovialzellproliferation nicht mehr sichtbar (Nummer 067, 139, 151, 159, 523; Abb. 17). Das tibialseitig noch sichtbare Transplantat der übrigen Tiere war im Vergleich zu den 3-Wochen-Tieren weniger glasig, sondern weißlicher und eher einem normalen Band ähnlich. Der Gelenkbinnenraum aller Tiere war vermehrt gefäßinjiziert, der infrapatellare Fettkörper vergrößert, vermehrt vaskularisiert und v. a. proximal von der hypertrophierten Synovialzellschicht nicht zu trennen. 5 Tiere zeigten eine Femorotibialarthrose (Nummer 081, 139, 159, 427, 523), eine Retropatellararthrose war bei 1 Tier festzustellen (Nummer 427).

Die Stahldrahtverankerung war in allen Fällen fest, alle Transplantate waren knöchern fest eingeheilt, jedoch von weich-elastischer Konsistenz (Abb. 16, 17).

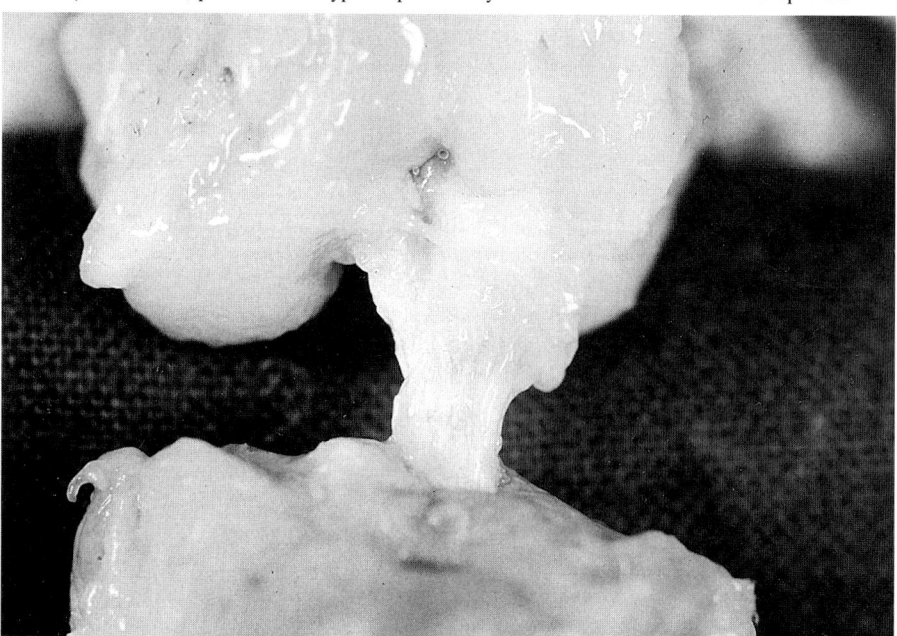

Abb. 16. Makroskopisches Ergebnis 6 Wochen nach allogener Kreuzbandtransplantation (Tiernummer 159). Verdicktes, proximal von hypertrophierter Synovialis überwuchertes Allotransplantat

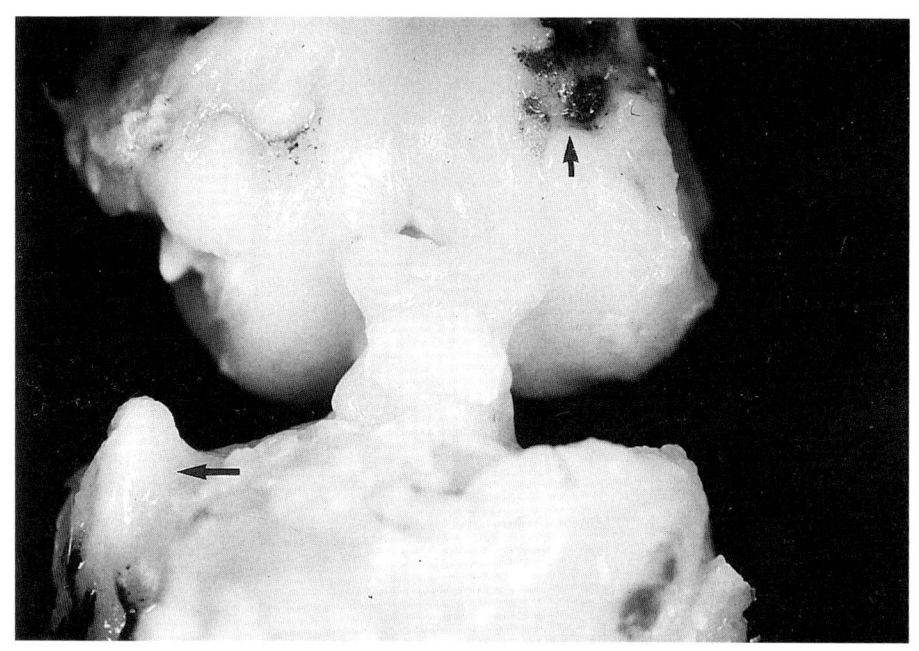

Abb. 17. Makroskopisches Ergebnis 6 Wochen nach allogener Kreuzbandtransplantation (Tiernummer 139). Vollständig von hypertrophierter Synovialis überwuchertes Allotransplantat. Metallabrieb der Bleikugeln (➡), Knochenrinne der Sehne des M. extensor digitorum longus (➡)

4.1.4 12-Wochen-Tiere

Zwölf Wochen nach Implantation der allogenen Kreuzbänder konnten 13 Tiere nachuntersucht werden, 12 davon mittels Arthrotomie. Bei 1 Tier (Nummer 481) wurde der Kniebinnenraum nicht eröffnet, da Injektionsstudien zur Gefäßdarstellung des infrapatellaren Fettkörpers und des VKB durchgeführt wurden.

Alle Tiere belasteten ihr operiertes Bein voll, bei freier Bewegung war eine Schonhaltung nicht mehr festzustellen; 3 Tiere (Nummer 223, 431, 819) zeigten eine Schwellung des operierten Gelenkes, dies korrespondierte mit einem bernsteinfarbenen intraartikulären Erguß von < 1 ml (Nummer 223, 431) bzw. ≈ 1 ml (Nummer 819). In letzterem Fall zeigte sich auch die Sehne des M. extensor digitorum longus nach lateral luxiert. Intraartikuläre Infekte oder Seitenbandinstabilitäten waren bei keinem Tier nachzuweisen, alle zeigten jedoch – wie schon die Tiere der 3- und 6-Wochen-Kontrollen – endphasische Bewegungseinschränkungen der Kniegelenkbeweglichkeit bei der Narkoseuntersuchung. Schubladenphänomene zeigten 3 Tiere (Nummer 223, 431, 819).

Die Gelenkinnenhaut war bei allen Tieren vermehrt gefäßgezeichnet, der infrapatellare Fettkörper noch vergrößert, vermehrt gefäßinjiziert und dem transplantierten Band v. a. proximal adhärent. Die Allotransplantate waren in allen Fällen mit verdickter Gelenkinnenhaut überzogen, der hypertrophierte synoviale Überzug hatte sich aber – verglichen mit den 6-Wochen-Tieren – v. a. distal wesentlich zurückgebildet. Das Transplantat selbst war bei allen Tieren vorhanden, von weißlicher Farbe und – verglichen mit den 6-Wochen-Tieren – kräftiger und stabiler ausgeprägt mit längsorientierten Faserstrukturen; 6 Tiere litten an geringen (Nummer 129, 404, 809) oder schweren (Nummer 223, 431, 819) Femorotibialarthrosen (Abb. 18, 19).

All Tiere mit schwerer Femorotibialarthrose zeigten mehr oder weniger ausgeprägte Exophyten an Femur oder Tibia, 2 Tiere (Nummer 431, 819) zudem eine Retropatellararthrose. Die Transplantatverankerung war bei 2 Tieren locker (Nummer 223, 404), die Transplantate ossär eingeheilt.

4.1.5 24-Wochen-Tiere

Nach 24 Wochen konnten 12 Tiere nachuntersucht werden, 11 davon mittels Arthrotomie. Bei 1 Tier (Nummer 468) wurde der Kniebinnenraum nicht eröffnet, da Injektionsstudien zur Gefäßdarstellung durchgeführt wurden.

Alle Tiere belasteten das operierte Bein voll; Schonhaltungen, Schwellungen oder Kniegelenkinfekte traten nicht auf. Die Seitenbänder aller Tiere waren stabil; 2 Tiere zeigten geringe vordere Schubladen als Zeichen einer Kreuzbandinsuffizienz (Nummer 047, 321). Wie bei den zuvor berichteten Ergebnissen waren bei der Narkoseuntersuchung alle Kniegelenke endphasisch bewegungseingeschränkt, bei der normalen Fortbewegung der Tiere war dieser Bewegungsverlust nicht bemerkbar; 3 Tiere zeigten einen geringen bernsteinfarbenen Kniegelenkerguß mit vermehrter Gefäßinjektion der Gelenkinnenhaut (Nummer 124, 474 <1ml, Nummer 138 ≈1ml).

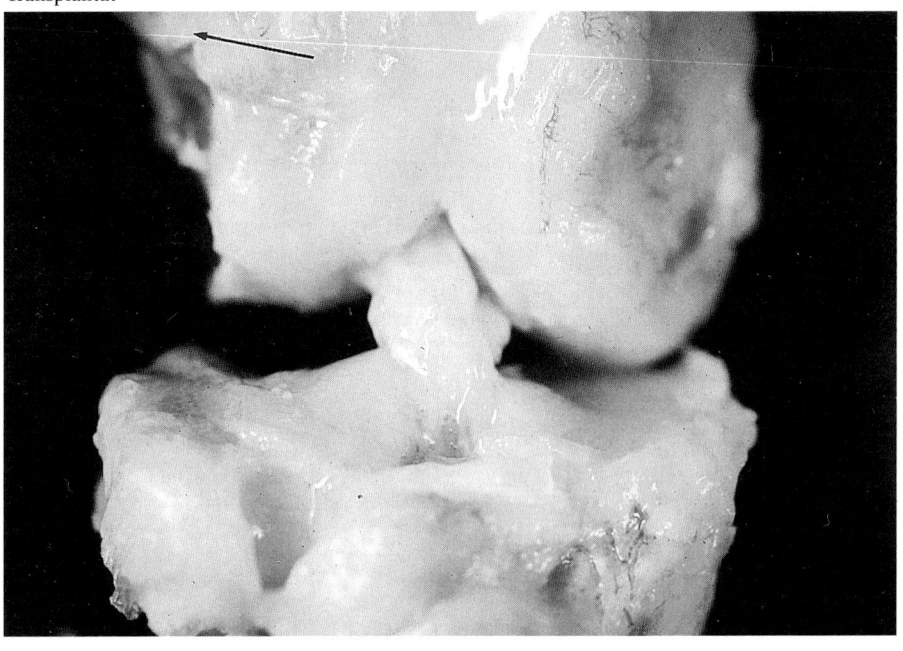

Abb. 18. Makroskopisches Ergebnis 12 Wochen nach allogener Kreuzbandtransplantation (Tiernummer 455). Hypertrophierter synovialer Kreuzbandüberzug mit geringen Verklebungen des infrapatellaren Fettkörpers. Bleikugel (──▶), keine degenerativen Gelenkveränderungen, elongiertes Transplantat

4.1 Makroskopische Ergebnisse 43

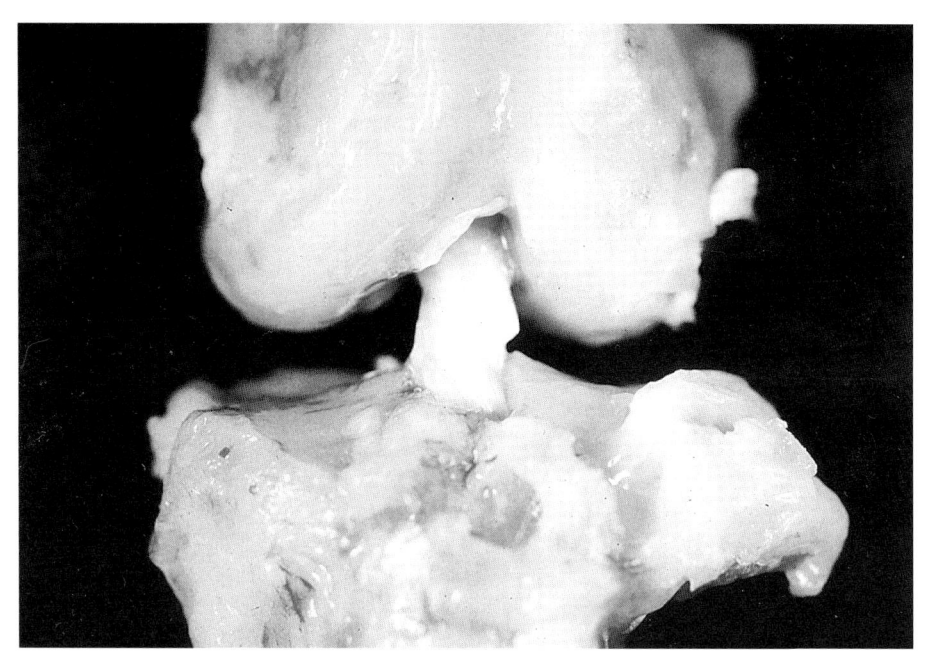

Abb. 19. Makroskopisches Ergebnis 12 Wochen nach allogener Kreuzbandtransplantation (Tiernummer 129). Kräftiges Transplantat mit Synovialishypertrophie, degenerative Gelenkveränderungen

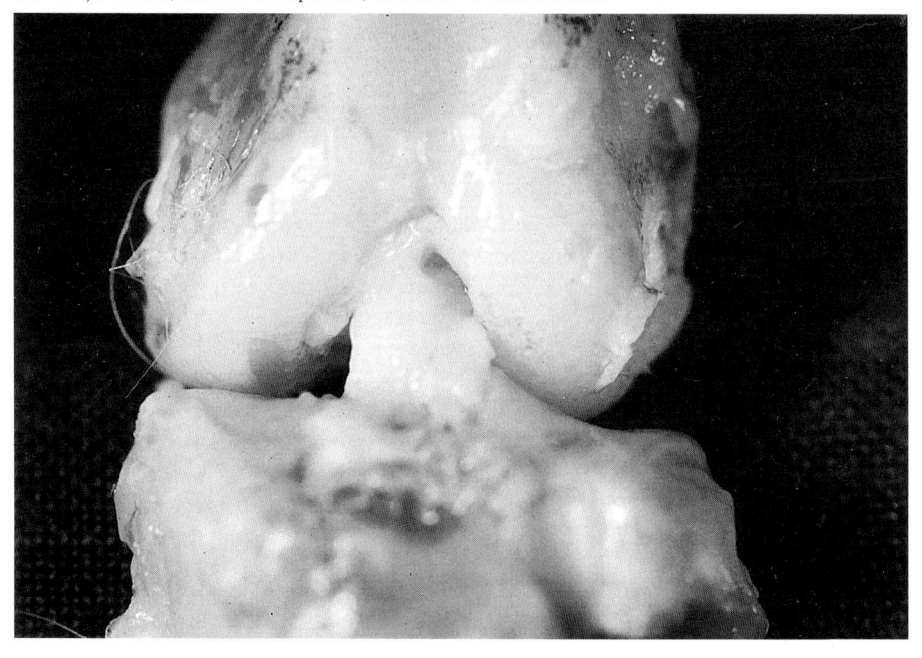

Abb. 20. Makroskopisches Ergebnis 24 Wochen nach allogener Kreuzbandtransplantation (Tiernummer 971). Breites, straffes Transplantat, minimale Arthrosezeichen

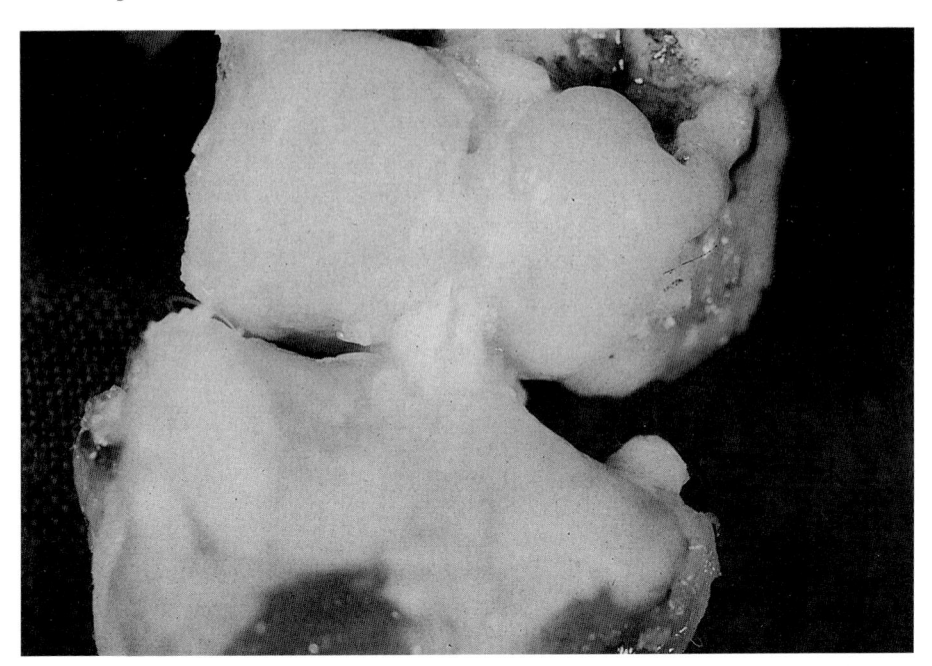

Abb. 21. Makroskopisches Ergebnis 24 Wochen nach allogener Kreuzbandtransplantation (Tiernummer 421, Ansicht von dorsal). Längsorientierter Faserverlauf, straffes Band, Bleiabrieb suprakondylär. Femoraler Bandansatz zu weit ventral, keine Arthrosezeichen

Der infrapatellare Fettkörper war bei einigen Tieren vergrößert und proximal dem Allotransplantat adhärent (Nummer 124, 138, 321, 474, 927, 971), bei allen Tieren aber noch vermehrt vaskularisiert. Die Tiere mit den Nummern 124, 138, 321, 411 und 474 zeigten schwere, die mit den Nummern 047, 471 und 971 gering ausgeprägte Femorotibialarthrosen; 4 Tiere zeigten femorale und/oder tibiale Exophytenbildungen (Nummer 124, 138, 411, 474). Geringe Retropatellararthrosen zeigten die Tiere 124 und 138; 2 Tiere waren arthrosefrei (Nummer 421, 927).

Die Allotransplantate der 24-Wochen-Tiere waren teilweise mit verdickter Gelenkinnenhaut bedeckt, die vermehrt gefäßgezeichnet war. Im Vergleich zu den 12-Wochen-Tieren waren die Bänder weniger glasig, sondern eher weißlich und straffer (Abb. 20, 21). 6 Stahldrahtverankerungen waren locker (Tiernummer 047, 138, 321, 411, 470, 471), die Transplantate selbst jedoch alle knöchern fest eingeheilt. Auch hier zeigte sich Bleiabrieb der Verankerungskugeln mit Verfärbungen des die Kugeln umgebenden Weichteilgewebes.

4.1.6 36-Wochen- und 52-Wochen-Tiere

Nach 36 Wochen konnte 1 Tier (Nummer 515) und nach 52 Wochen 3 weitere Tiere (Nummer 097, 402, 585) nachuntersucht werden. Zur Arthrotomie gelangten 3 Tiere (Nummer 402, 515, 585). Bei 1 Tier (Nummer 097) wurde der Kniebinnenraum nicht eröffnet.

Alle Tiere belasteten ihr operiertes Bein voll und bewegten sich ohne Schonhaltung. Schwellungen oder Infekte im Narbenbereich waren nicht vorhanden, Schubladenphäno-

mene als Zeichen einer vermehrten a.-p.-Instabilität waren nicht nachweisbar. Alle Tiere waren groß und (aufgrund der geringen Bewegung und des ad libitum vorhandenen (Futters) adipös geworden.
Bei Eröffnung des Kniebinnenraumes war nur beim 36-Wochen-Tier ein geringer, serösbernsteinfarbener Kniegelenkerguß nachweisbar, die Vaskularisierung der Gelenkinnenhaut beider Tiere war normal. Der infrapatellare Fettkörper war nicht mehr vergrößert, dem Allotransplantat jedoch noch adhärent. Die Gefäßzeichnung des Fettkörpers war unauffällig (Tiernummer 515) bzw. vermehrt (Tiernummer 585). Es zeigten sich geringe (Tiernummer 402, 585; je 52-Wochen-Ergebnisse) bzw. schwere (Tiernummer 515, 36-Wochen-Ergebnis) formverbildende Veränderungen mit randwülstigen Exophyten bei fehlender Retropatellararthrose. Das Transplantat selbst war in beiden Fällen fest eingeheilt, die Stahldrahtarmierung mittlerweile locker geworden. Hier ließen sich die Bleikugeln ohne Mühe vom Stahldraht abstreifen. Der synoviale Überzug beider transplantierter Kreuzbänder war nur noch gering vermehrt. In allen 3 Fällen war das Transplantat von straffer, derber Konsistenz und weißlicher, normaler Farbe (Abb. 22).

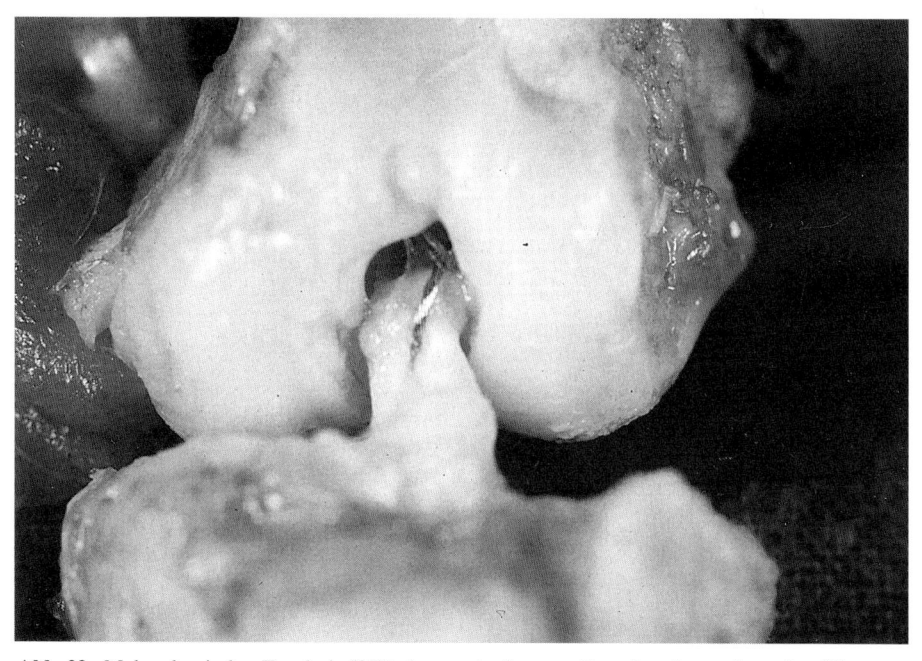

Abb. 22. Makroskopisches Ergebnis 52 Wochen nach allogener Kreuzbandtransplantation (Tiernummer 402). Lockere Stahldrahtverankerung bei knöchern eingeheiltem Transplantat. Minimale Arthrose, stabiles, etwas elongiertes Band

4.2 Ergebnisse der Gefäßdarstellung mit Microfil und mit der Plastinationsmethode

4.2.1 Kontrolltiere

Die Kreuzbänder sind mit einem synovialen Überzug versehen, der von der proximalen Kniegelenkkapsel und den Umschlagfalten am femoralen Bandansatz ausgeht und sich im Falle des VKB nach distal-ventral bis zum tibialen Ansatz des VKB erstreckt, wo er in die tibiale synoviale Umschlagfalte der Knieinnenhaut einblendet. Die die Kreuzbänder versorgenden Blutgefäßt verlaufen in und unter dieser Gleitschicht.

Das VKB zeigte sich bei allen Tieren von einen Netzwerk von feinen bis feinsten Blutgefäßen umhüllt, die aus den Weichteilen der proximalen Umschlagfalten am femoralen Bandansatz dorsal- und ventralseitig stammen und von dort nach distal verliefen; einen geringen Anteil der Blutzufuhr erhält das Band auch über die tibialseitige Umschlagfalte von ventral. Standardisierte arterielle Zuflüsse oder venöse Abflüsse ließen sich mit den von uns gewählten Methoden nicht bestimmen. Das Kreuzband war netzartig von diesen zarten Gefäßen umrankt, die es in seiner Zirkumferenz umschlossen. In den seriellen Kryomikrotomschnitten wurden weder am femoralen noch am tibialen Ansatz des VKB Gefäße gefunden, die – aus dem Knochen kommend – die Knochen-Band-Grenze überquert und so zur Blutversorgung des VKB beigetragen hätten. Die Blutversorgung des Bandes ist somit von der des Knochens unabhängig. Einen Teil der Blutversorgung erhält

Abb. 23. Gefäßdarstellung eines gesunden VKB von ventral mit der Microfil-Methode („Kontrolle", Tiernummer 421). Aus der reich vaskularisierten, synovialen, femoralen Umschlagfalte entspringen längsverlaufende subsynoviale Kreuzbandgefäße, die auch den infrapatellaren Fettkörper mit Blut versorgen (hier abgetrennt). Der tibiale Bandansatz ist breit aufgefächert

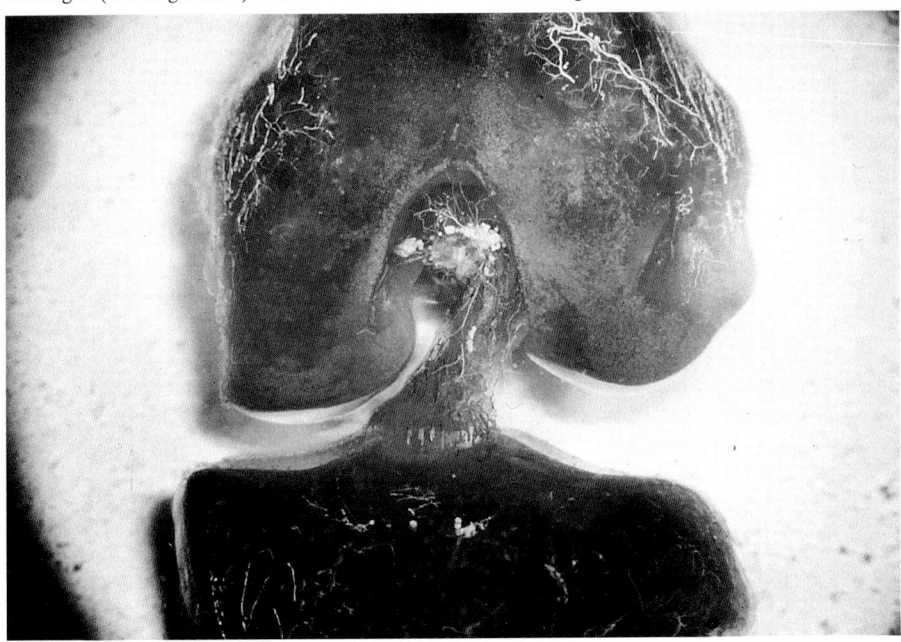

4.2 Ergebnisse der Gefäßdarstellung mit Microfil und mit der Plastinationsmethode 47

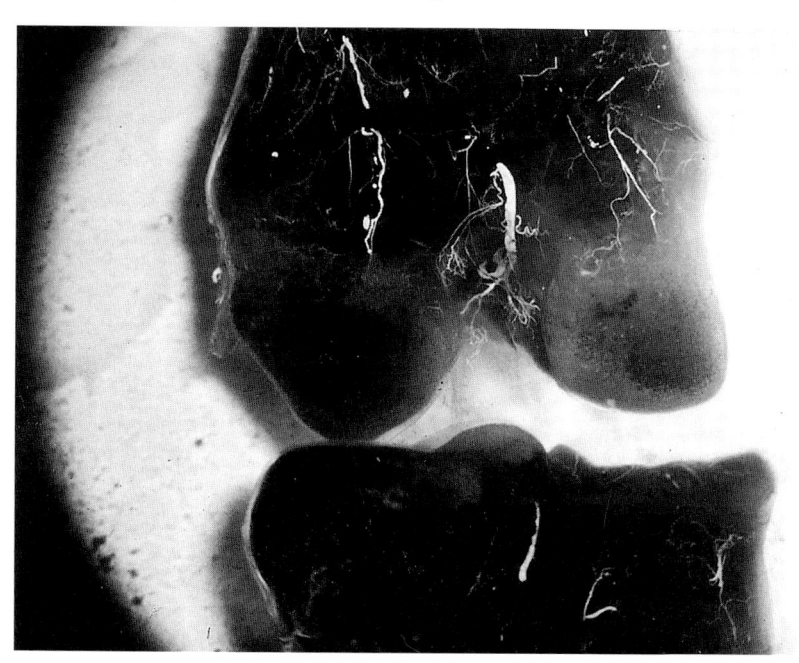

Abb. 24. Microfil-Gefäßdarstellung eines Kontrollkreuzbandes von dorsal (Tiernummer 799). Von der dorsalseitigen, femoralen, synovialen Umschlagfalte reichliche Blutversorgung des Bandes, dessen distaler Anteil geringer vaskularisiert ist

Abb. 25. Gefäßdarstellung eines plastinierten Kontrollkreuzbandes im Kryomikrotom (dorsaler Frontalschnitt): Ansatz und Ursprung des VKB (⟹) und HKB (↘). Im HKB feine endoligamentäre längsverlaufende Gefäße (→), am Ansatz des VKB schlecht mit Kontrastmittel aufgefülltes, dickes Gefäß im Längsverlauf des Bandes (⟹), [*Tl* lateraler Tibiakopf, *Tm* medialer Tibiakopf, *M* Meniskus (Tiernummer 481)]

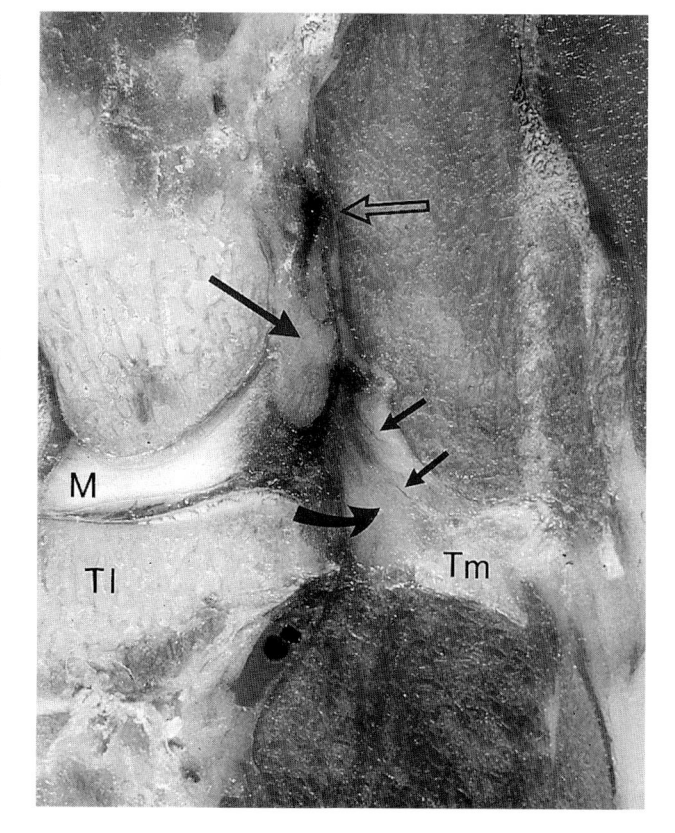

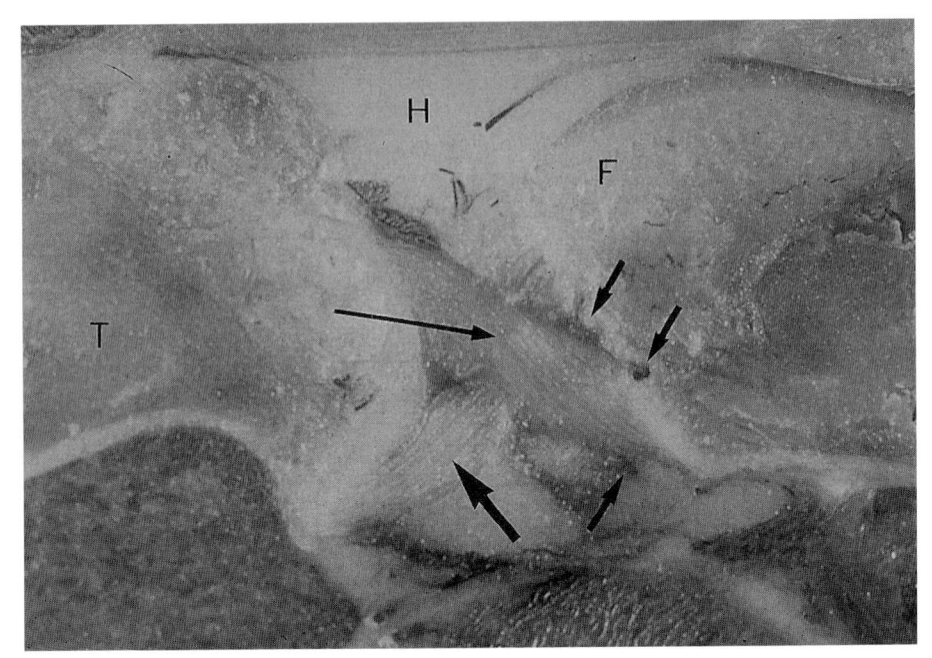

Abb. 26. Gefäßdarstellung eines plastinierten Kontrollkreuzbandes im Kryomikrotom (seitliche Schnittführung): von femoral kräftiges, den infrapatellaren Fettkörper versorgendes Gefäß. VKB (⟶) und HKB (⟶), am proximalen VKB ventral- und dorsalseitig subsynoviale Gefäße (⟶). Avaskulärer Knochen-Band-Übergang. [*F* Femur, *T* Tibia, *H* infrapatellarer Fettkörper (Tiernummer 621)]

das VKB über Gefäße, die – von ventral-proximal kommend – auch den infrapatellaren Fettkörper mit Blut versorgen (Abb. 23). Die dargestellten periligamentären Gefäße verliefen in Längsrichtung des Bandes und orientierten sich parallel zu den kollagenen Faserbündeln. Auffällig war die relative Gefäßarmut des mittleren und insbesondere des distalen Banddrittels. Innerhalb des kollagenhaltigen Kernes des Bandes ließen sich wenige, feine Blutgefäße nachweisen.

Der infrapatellare Fettkörper wurde über ein konstant vorhandenes und kräftig ausgeprägtes Gefäß an dessen ventrokranialen Anteil mit Blut versorgt. Es zog – von einer Plica infrapatellaris der Gelenkinnenhaut ausgehend – nach distal-dorsal und bildete die hauptsächliche Quelle der Blutversorgung des infrapatellaren Fettkörpers (Abb. 24). Innerhalb des Fettkörpers zweigte sich dieses Gefäß doldenartig auf.

Die Abb. 25 und 26 zeigen typische Befunde der Blutversorgung der VKB (und HKB) der Kontrollgelenke.

4.2.2 3-Wochen-Tiere

Drei Wochen nach erfolgter Kreuzbandtransplantation konnte eine Gefäßversorgung des transplantierten Bandes weder mit der Microfil- noch mit der Plastinationsmethode nachgewiesen werden, das Allotransplantat kam avital zur Darstellung (Abb. 27, 28).

4.2 Ergebnisse der Gefäßdarstellung mit Microfil und mit der Plastinationsmethode 49

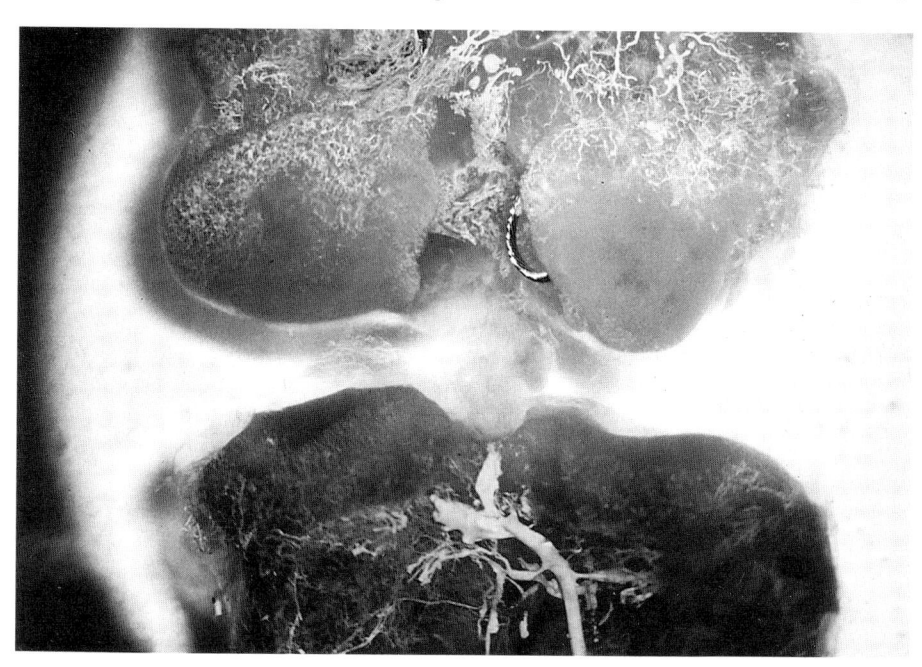

Abb. 27. Gefäßdarstellung eines VKB von dorsal mit der Microfil-Methode 3 Wochen nach VKB-Allotransplantation. Reichlich vaskularisierte Synovialis, keine Gefäßversorgung des elongiert und inhomogen dargestellten Transplantates bei fehlender Synovialisierung (Tiernummer 401)

Abb. 28. Avitales und elongiertes Knochen-Band-Knochen-Allotransplantat 3 Wochen postoperativ. Hypervaskularisierter infrapatellarer Fettkörper (➡) (Plastinationsmethode, Tiernummer 621)

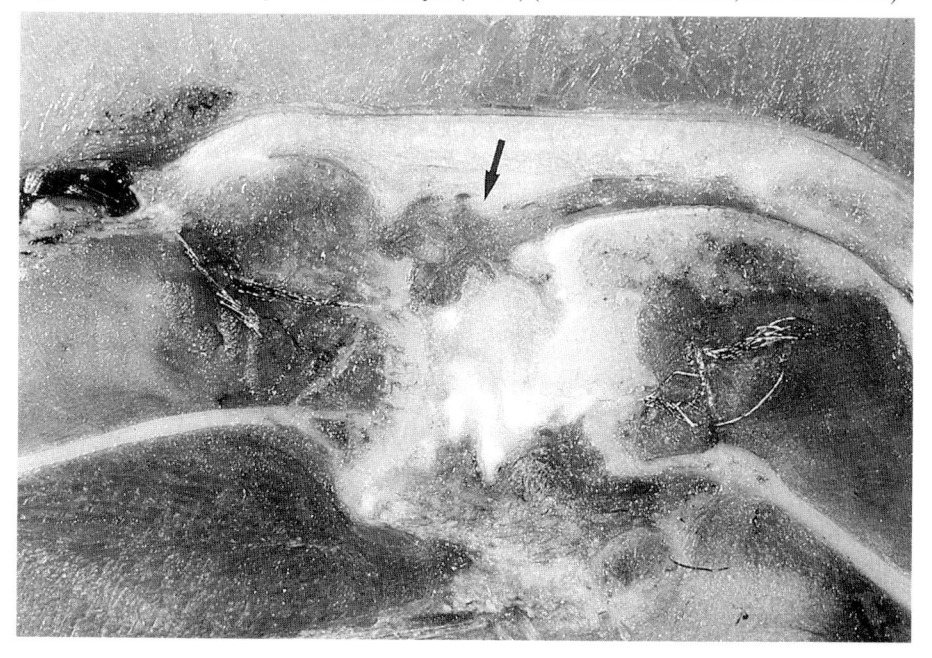

50 4 Ergebnisse

Der infrapatellare Fettkörper des im Kryomikrotom geschnittenen Präparates war hypertrophiert und – ebenso wie die Synovialis – hypervaskularisiert. Eine Gefäßverbindung zum avaskulär dargestellten VKB fand sich jedoch nicht.

4.2.3 6-Wochen-Tiere

Sechs Wochen nach erfolgter Kreuzbandtransplantation zeigten beide Präparate eine überschießende Synovialisierung der Kreuzbandtransplantate. Im Kryomikrotom kam das Band wesentlich breiter und kräftiger als bei den 3-Wochen-Tieren zur Darstellung, ein Spalt zwischen transplantiertem Knochenblock und Transplantatlager war noch sichtbar (Abb. 29). Ventralseitig vom infrapatellaren Fettkörper ausgehend und aus den dorsalen Kapselanteilen am femoralen Bandansatz zeigte sich eine heftige Gefäßreaktion, das Band war im proximalen Anteil in der verdickten Synovialis wie eingemauert (Abb. 30). Der tibialseitige Anteil war weniger deutlich von Synovialis überwuchert und damit geringer vaskularisiert. Im Aufsichtsmikroskop war das Transplantat selbst aufgrund der überschießenden Gefäßreaktion am femoralen Ansatz nicht zu beurteilen. Der infrapatellare Fettkörper war verdickt und hypertrophiert. Das mit der Microfil-Methode dargestellte Kniegelenk zeigte arthrotische Veränderungen.

Abb. 29. Gefäßdarstellung eines VKB in seitlicher Schnittführung mit der Plastinationsmethode 6 Wochen nach VKB-Allotransplantation [(Tiernummer 373), *F* Femur, *T* Tibia, *K* transplantiertes Knochenstück, (⟶) Kreuzband-Allotransplantat, *H* infrapatellarer Fettkörper mit verdickter und hypervaskularisierter Synovialis (⟶). Großes subkapsuläres Gefäß am dorsofemoralen Bandansatz (➡)]

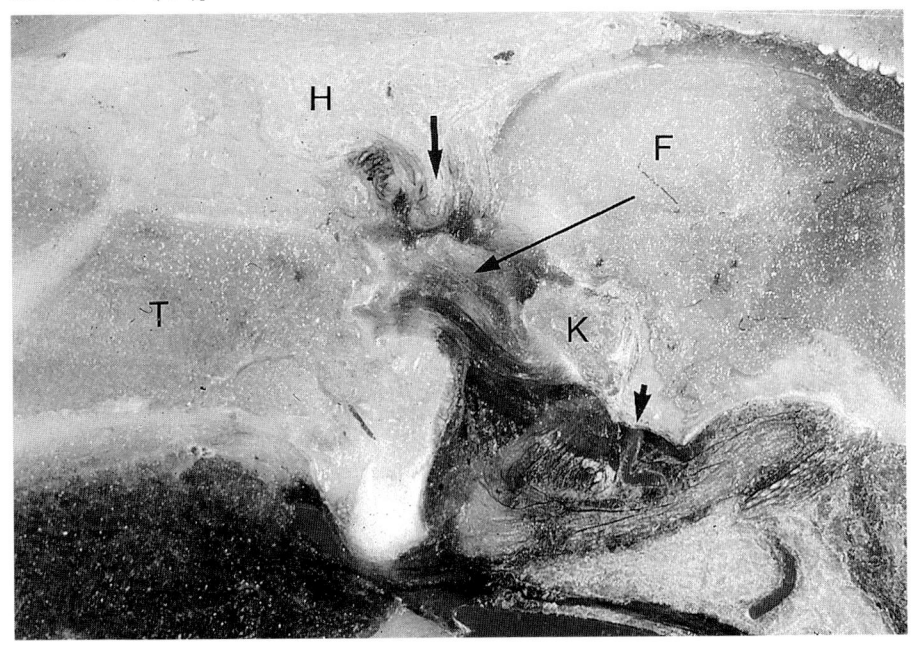

4.2 Ergebnisse der Gefäßdarstellung mit Microfil und mit der Plastinationsmethode 51

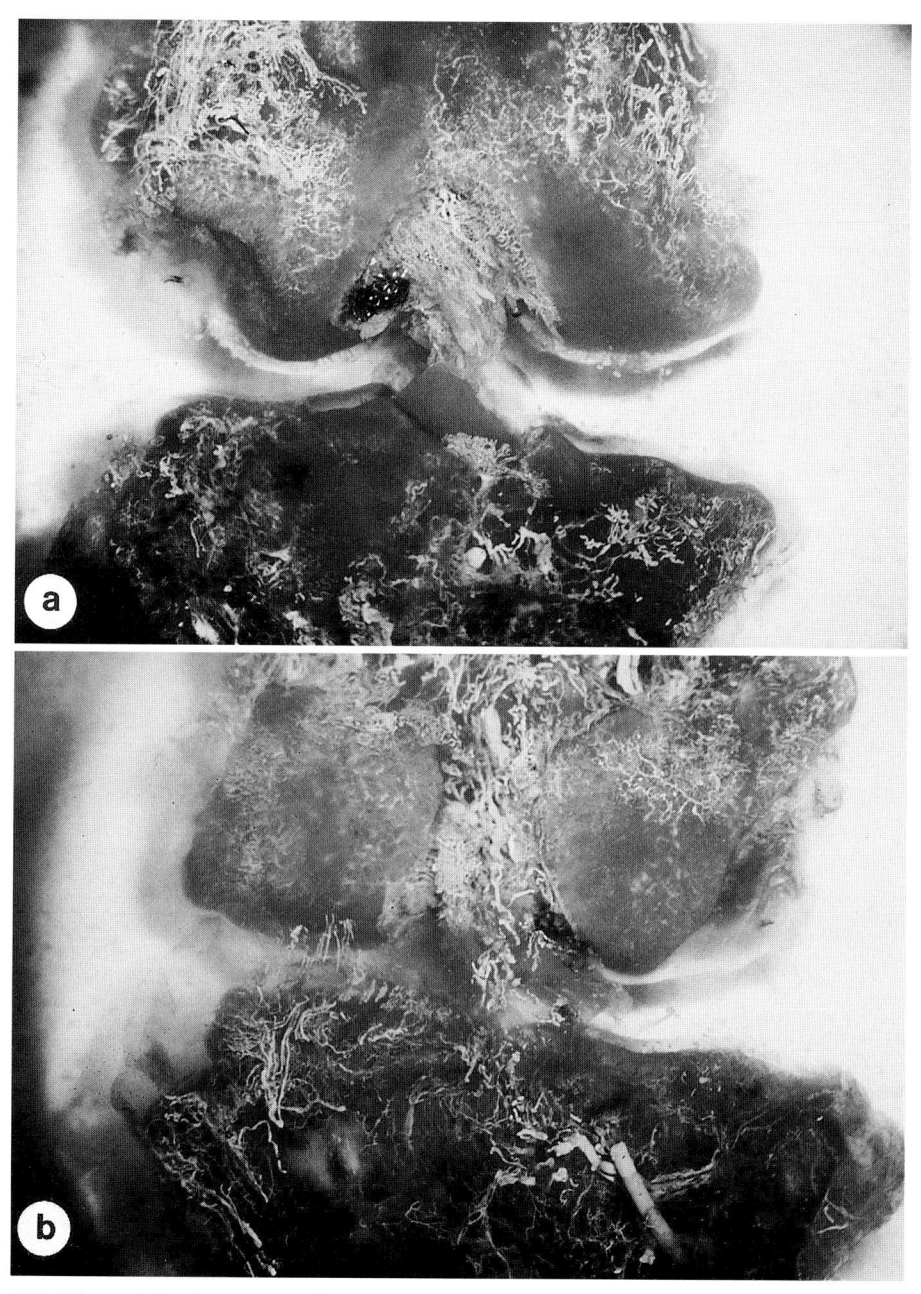

Abb. 30 a, b. Microfil-Gefäßdarstellung eines 6-Wochen-Tieres von ventral **(a)** und dorsal **(b)** (Nummer 523). Von der ventralseitigen bzw. dorsalseitigen femoralen synovialen Umschlagfalte überschießende Blutversorgung des Bandes, dessen tibialer Anteil schwächer vaskularisiert erscheint. Das Allotransplantat selbst ist nur distal sichtbar. Erhebliche Synovialitis und Gelenkdegeneration

4.2.4 12-Wochen-Tiere

Im Vergleich zu den 6-Wochen-Tieren ist die vermehrte Gefäßzeichnung der verdickten synovialen Bandumhüllung noch vorhanden, aber rückläufig. Das transplantierte Band war von einem dichten Gefäßnetz umhüllt, das sich mit dem des infrapatellaren Fettkörpers eng verbunden zeigte, im distalen Anteil jedoch wie bei den 6-Wochen-Tieren geringer ausgeprägt war. Das Allotransplantat selbst war im Aufsichtmikroskop wegen der verdickten Synovialis am femoralen Ansatz nicht beurteilbar. Insgesamt hatte die Gefäßzeichnung der Synovialis abgenommen als Ausdruck einer rückläufigen Gelenkreizung. Das mit der Microfil-Methode dargestellte 12-Wochen-Tier zeigte weniger Gelenkdestruktionen als das 6-Wochen-Tier. Bei dem im Kryomikrotom geschnittenen Kniegelenk (Abb. 31) war die Vergrößerung des infrapatellaren Fettkörpers im Vergleich zu den 6-Wochen-Tieren rückläufig, zeigte jedoch noch eine vermehrte Vaskularisierung und war mit der das Transplantat umhüllenden und verdickten Synovialis verwachsen. Auch die dorsalseitige Gefäßzeichnung der das Transplantat umhüllenden Synovialis war verstärkt, das Transplantat selbst ossär fest verankert (Abb. 32). Eine Aussage zur intrinsischen Vaskularisierung des Allotransplantates war nicht mit Sicherheit möglich.

Abb. 31. Gefäßdarstellung eines plastinierten Kreuzbandes im Kryomikrotom 12 Wochen nach Kreuzbandallotransplantation [seitliche Schnittführung, Tiernummer 481, (————▶) transplantiertes VKB mit eingeheiltem Knochenblock (*K*), (—▶) infrapatellarer Fettkörper, mit der hypervaskularisierten Kreuzbandsynovialis verbacken, *F* Femur, *T* Tibia]

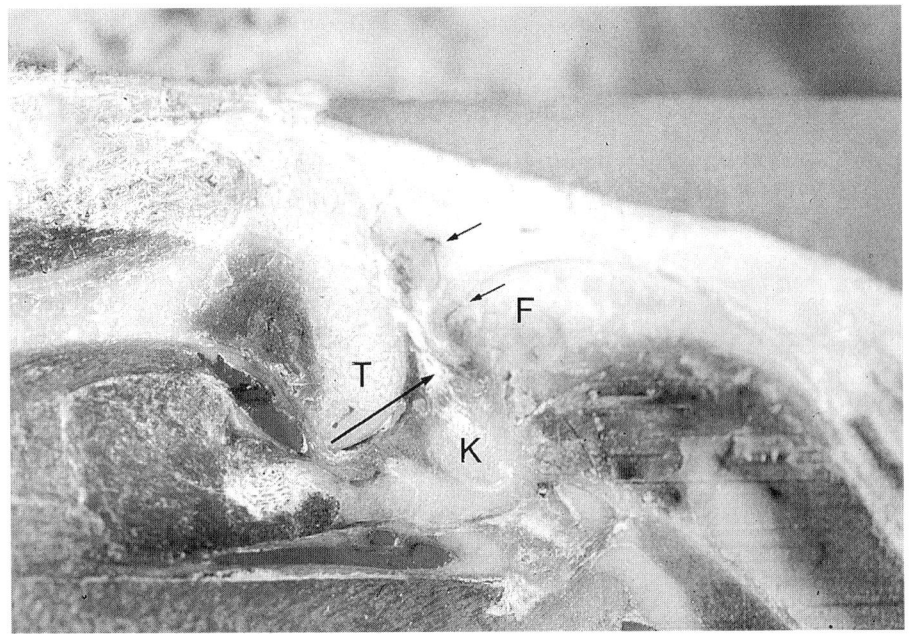

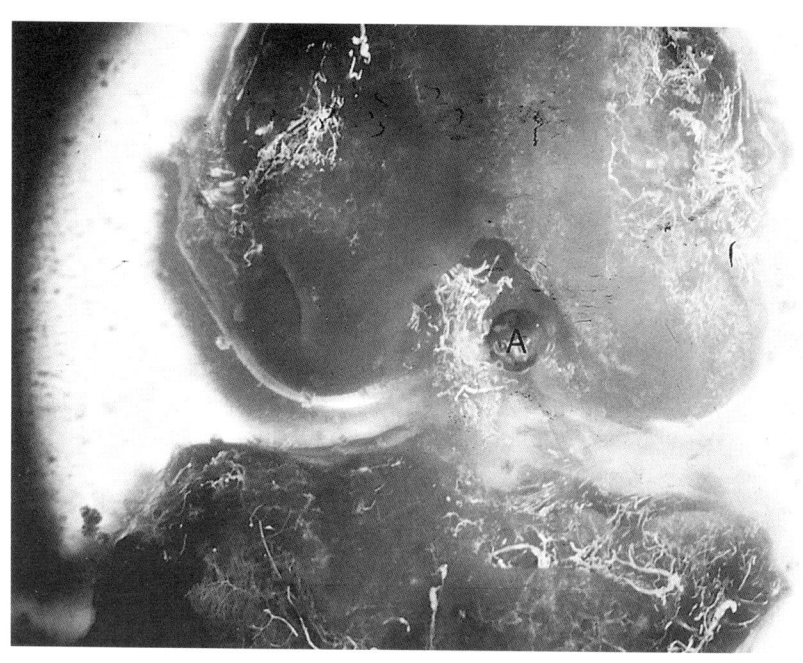

Abb. 32. Microfil-Gefäßdarstellung eines 12-Wochen-Tieres von ventral (Nummer 799). Vermehrte Gefäßzeichnung der das Band einhüllenden Synovialis und des infrapatellaren Fettkörpers. Abklingende Synovialitis (*A* Artefakt über der Stahldrahtverankerung)

4.2.5 24-Wochen-Tiere

Im Vergleich zu den Präparaten der 6- und 12-Wochen-Tiere war die Gefäßreaktion bei den 24-Wochen-Tieren weiter rückläufig, das Allotransplantat war – im Vergleich zu den Kontrollbändern – nur noch von gering vermehrt gefäßgezeichnetem synovialen Bindegewebe umgeben. Die in den zuvor beschriebenen Präparaten vorhandene Differenz der Gefäßversorgung zwischen femoral- und tibialseitigem Kreuzbandansatz war hier nicht mehr nachweisbar; das Band war uniform mit längsverlaufenden Gefäßen eingehüllt (Abb. 33, 34).

In dem im Kryomikrotom dargestellten Präparat zeigten sich die transplantierten Knochenblöcke stabil ossär eingeheilt, jedoch noch vermehrt vaskularisiert. Intrinsische Kreuzbandgefäße ließen sich in diesem Präparat nicht nachweisen.

Auch hier kam es zu einer Rückbildung der Größe und der Vaskularität des Fettkörpers, der etwa wieder die Ausmaße der Kontrollseite aufwies. Weiterhin war er jedoch dem transplantierten Band angelagert.

4.2.6 52-Wochen-Tiere

Die Blutversorgung der 52-Wochen-Tiere war nicht mehr wesentlich unterschiedlich zu der der 24-Wochen-Tiere; die das Transplantat umgebende Synovialis und der infrapatellare Fettkörper waren noch gering vermehrt gefäßgezeichnet und – im Falle des Fettkör-

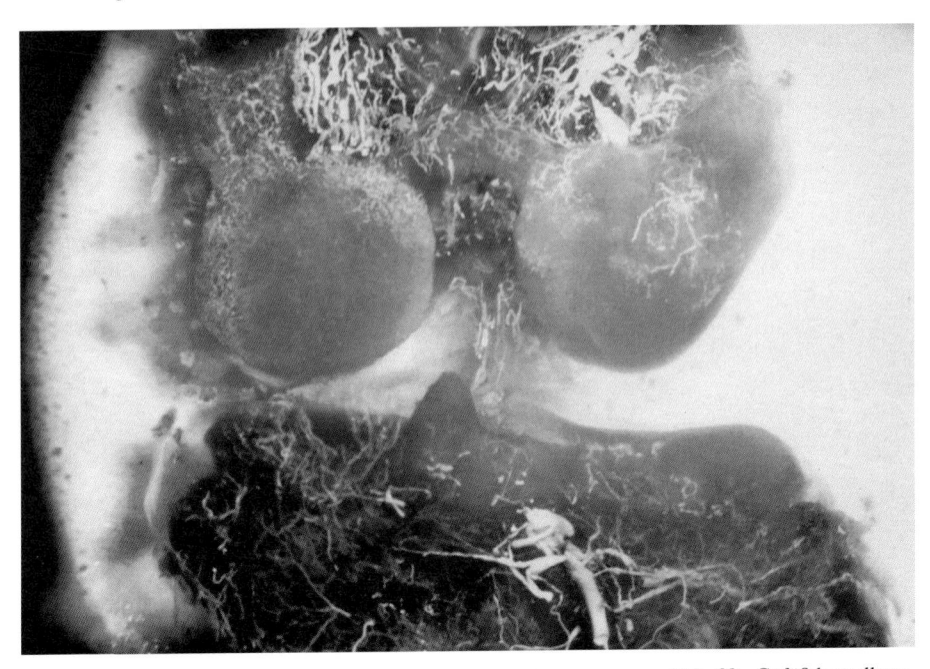

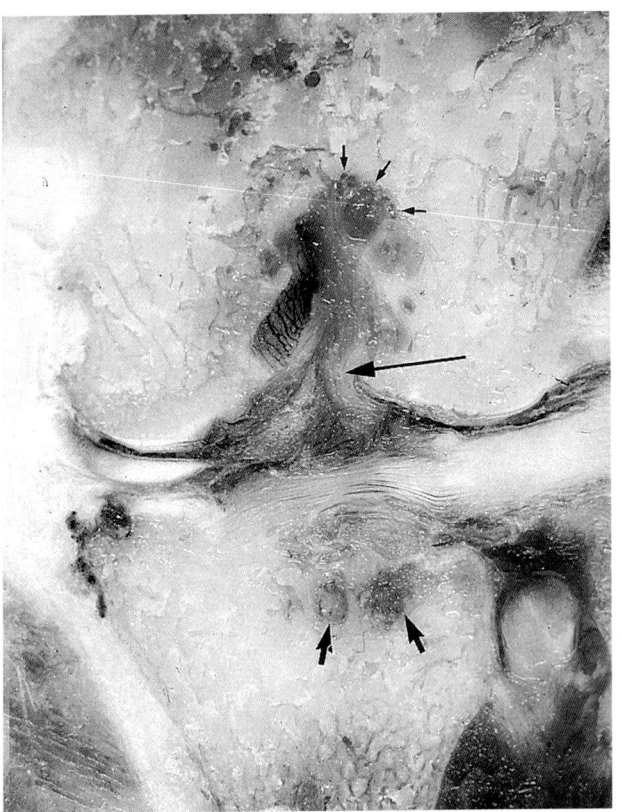

Abb. 33. Gefäßdarstellung 24 Wochen nach allogener Kreuzbandtransplantation (Tiernummer 421). Uniforme längsverlaufende (dorsalseitige) Gefäßversorgung mit noch vermehrter Gefäßzeichnung der aufgelockerten und verdickten Synovialis. Keine Gelenkdegeneration

Abb. 34. Gefäßdarstellung 24 Wochen nach allogener VKB-Transplantation, frontaler Schnitt (Tiernummer 468). Elongiertes Transplantat (⟶) mit femoraler Hypervaskularisierung (→). Vermehrte ossäre Durchblutung im Transplantatlager (➔), (*Ml* lateraler Meniskus, *Mm* medialer Meniskus)

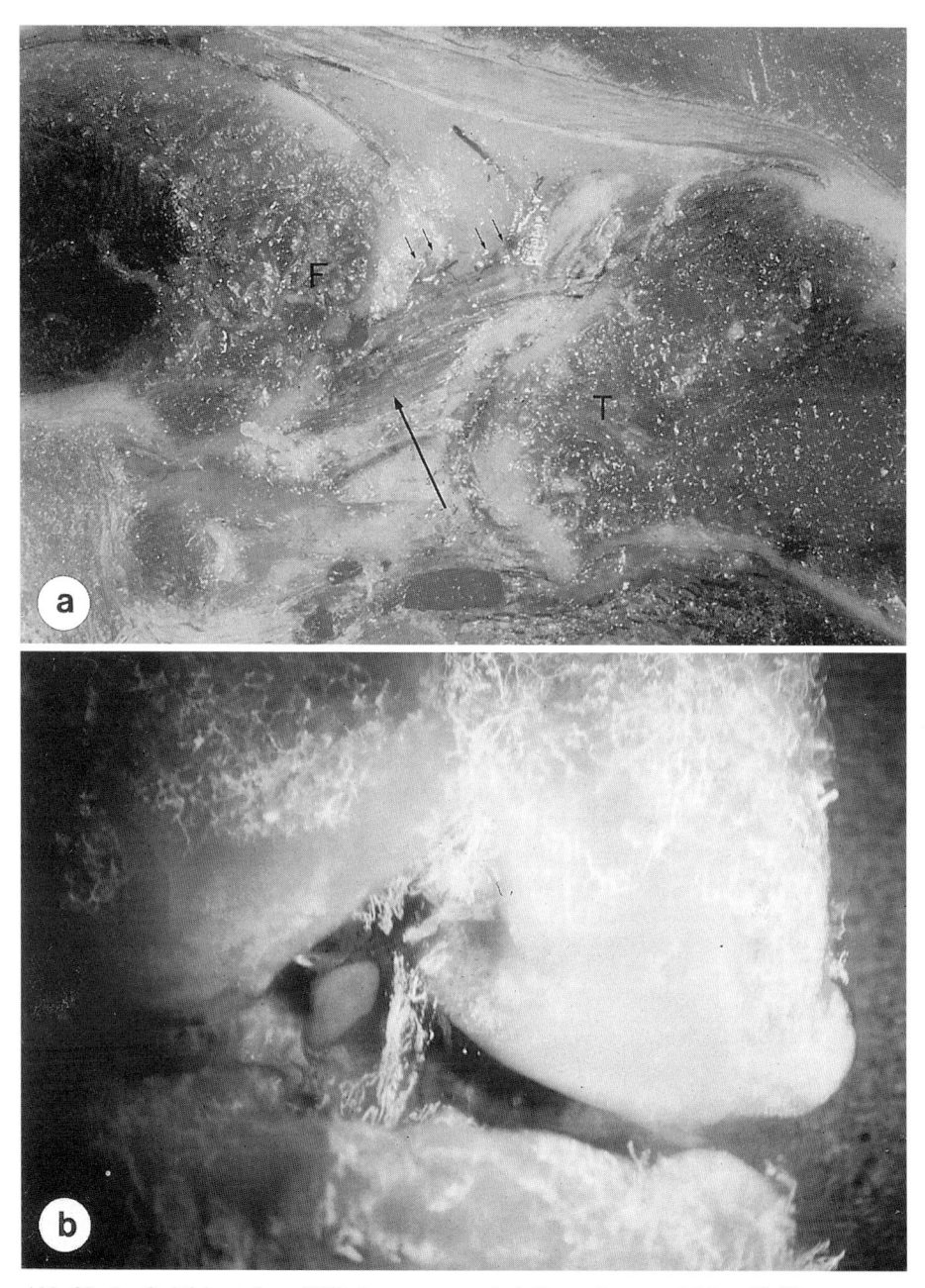

4.2 Ergebnisse der Gefäßdarstellung mit Microfil und mit der Plastinationsmethode 55

Abb. 35a, b. Gefäßdarstellung 52 Wochen postoperativ (**a** Kryomikrotom, **b** Microfil) (Tiernummern 097 und 585). Längsverlaufende, noch gering vermehrte Gefäßzeichnung des Transplantates unter Beteiligung des infrapatellaren Fettkörpers (⟹, **a**). *T* Tibia, *F* Femur, (⟶) Allotransplantat. Arthrotische Veränderungen (**b**)

56   4 Ergebnisse

pers – femoralseitig dem Transplantat anhaftend. Die Ausrichtung der Gefäße entsprach – wie bei den Kontrollen auch – dem Längsverlauf des Bands. Die Gelenkinnenhaut verblieb gering vermehrt gefäßgezeichnet (Abb. 35)

4.3 Ergebnisse der immunhistochemischen Untersuchungen

4.3.1 Kontrollbänder

4.3.1.1 Neurofilament (Nf)

Immunreaktive Nervenfasern begleiten in Bündeln die arteriellen Gefäße, selten liegt ein Bündel separat ohne ein Gefäß zu begleiten. Die Fasern sind mit Perineurium umgeben. Pro Präparat waren etwa 2 solcher größerer, in das Kreuzband eintretende Nervenbündel zu finden; sie umgeben die Gefäße jedoch nicht im Sinne einer Gefäßinnvervation (Abb. 36, 37). Die Bündel spleißen sich auf, bis nur noch einzelne Fasern übrigbleiben. Diese verlaufen stets zwischen dem „Kern" des Kreuzbandes aus straffem kollagenem Bindegewebe und der synovialen Oberfläche. Sie enden frei oder seltener in doldenförmigen Verzweigungen im Sinne von Ruffini-Körperchen. Andere spezialisierte Endformationen waren nicht sichtbar.

Abb. 36. Kontrollband. Nervenbündel mit Neurofilament-immunreaktiven Nervenfasern verlaufen in Gefäß- bzw. Nervenbündeln und begleiten kleinere Arterien und Arteriolen (*A*). Zweige dieser Nervenbündel enthalten nur ein einziges Neurofilament-immunreaktives Axon (*kleiner Pfeil*), das gelegentlich in einem sensorischen Endorgan (Ruffini-Körperchen) endet (s. Abb. 37)

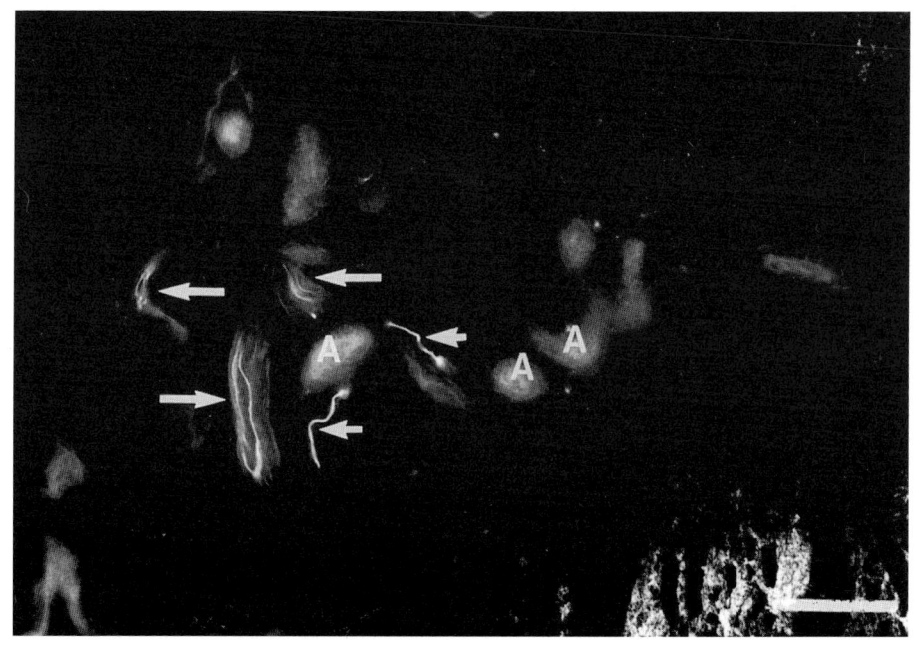

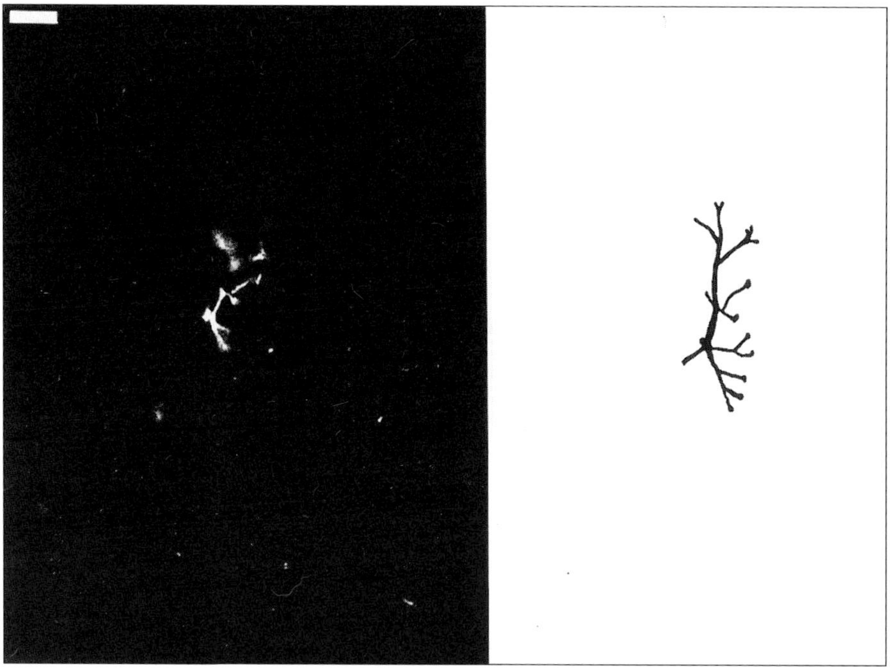

Abb. 37. Neurofilament-immunreaktives Axon, das in einem sensorischen Endorgan (Ruffini-Körperchen) endet. Die Zeichnung zeigt ein solches Endorgan auf einer singulären fokussierenden Ebene graphisch rekonstruiert (*Balken* µm)

4.3.1.2 Substanz P (SP)
SP-immunreaktive Fasern treten sowohl mit den Nervenbündeln (s. 4.3.1.1, Neurofilament) als auch als perivaskuläres Geflecht in das Kreuzband ein. Perivaskuläre Fasern sind weniger zahlreich als die TH-immunreaktiven. Außer der Gefäßinnervation finden sich innerhalb der lockeren Bindegewebeschicht zwischen Kollagen und Synovia einige freie Fasern. SP-immunreaktive Fasern treten z.T. bis unmittelbar unter die Synovialzellen an die Oberfläche (Abb. 38, 39).

4.3.1.3 Tyrosinhydroxylase (TH)
Ein Geflecht perlschnurartiger Nervenfasern umspinnt die größeren arteriellen Blutgefäße. Diejenigen Blutgefäße, die in den „Kern" des Bandes eintreten, zeigen keine immunreaktiven Fasern. Außer der Gefäßinnervation sind keine TH-immunreaktiven Fasern zu finden (Abb. 40).

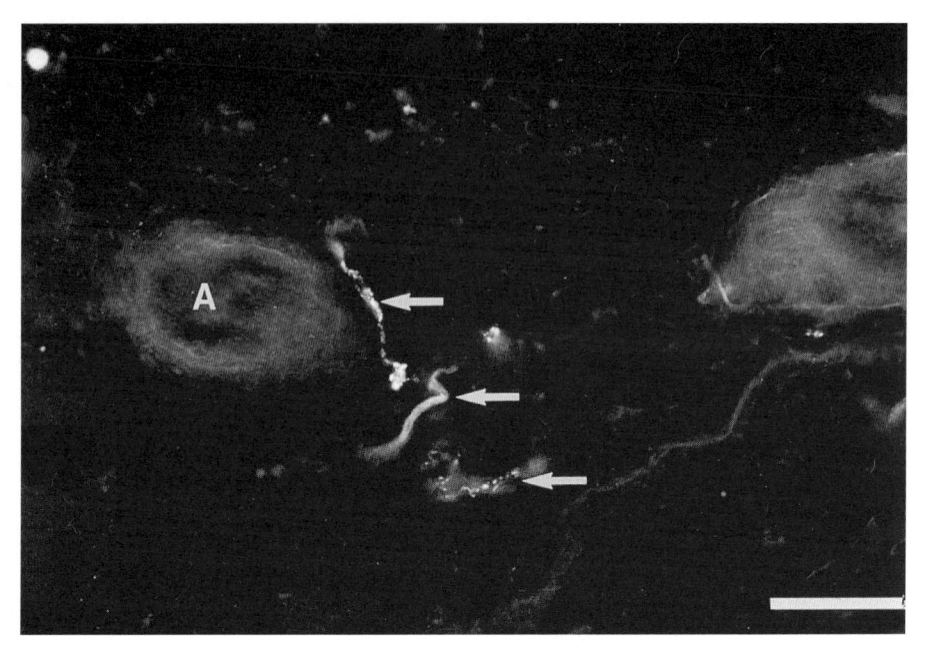

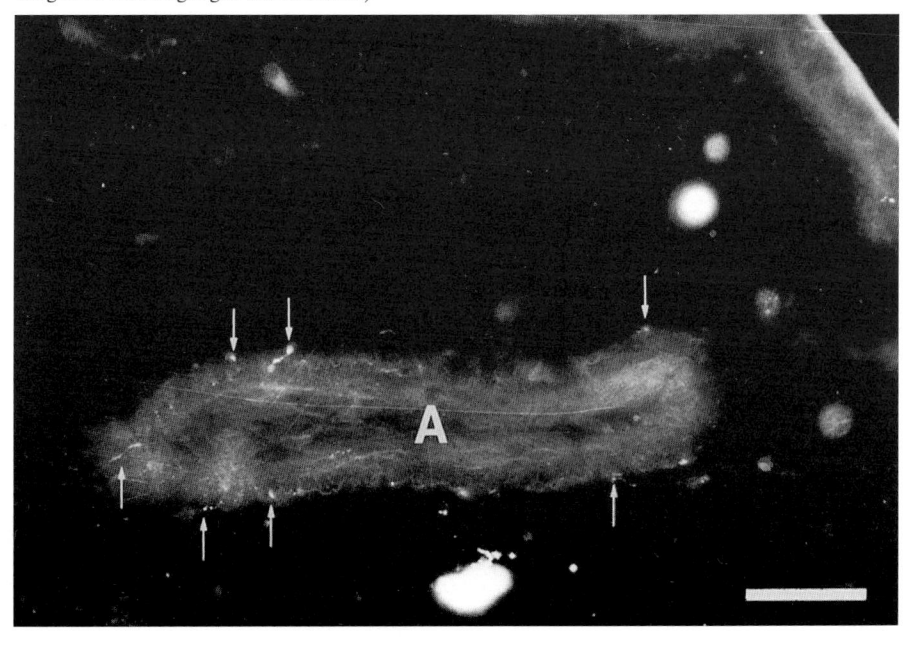

Abb. 38. Substanz-P-immunreaktive Nervenfasern im Kontrollband (*A* Arterie, *Balken* μm, *Pfeile* perivaskuläre Nervenbündel)

Abb. 39. Substanz-P-immunreaktive Nervenfasern im Kontrollband (*Balken* μm, *Pfeile* rosenkranzartige Nervenendigungen um Gefäße *A*)

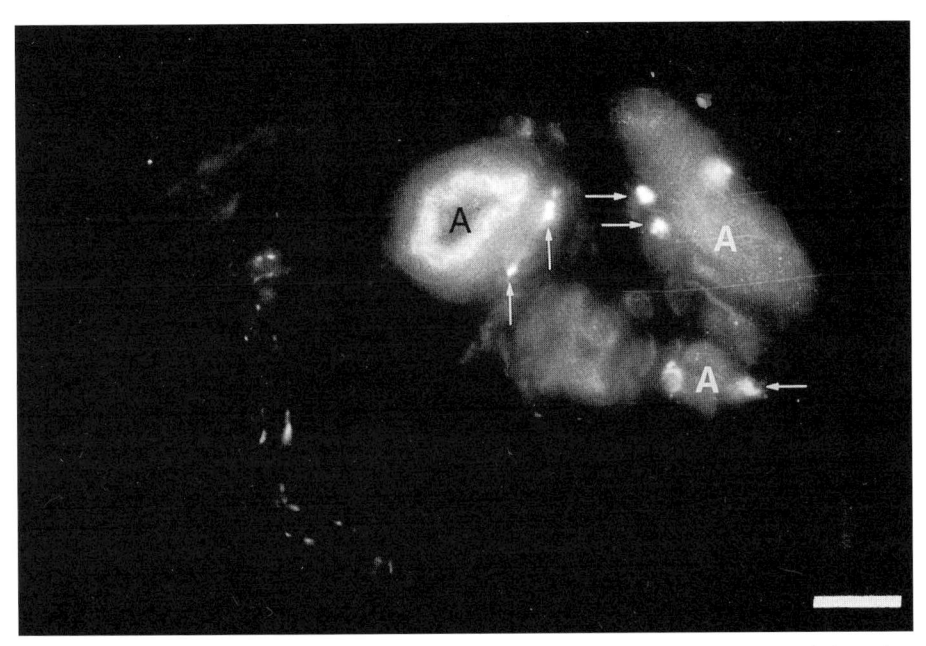

Abb. 40. TH-immunreaktive Nervenfasern im Kontrollband. Arterien und Arteriolen (*A*) werden von TH-immunreaktiven axonalen Nervenendigungen innerviert (*Pfeile*). (*Balken* 10 µm)

4.3.2 3-Wochen-Tiere

Drei Wochen nach VKB-Transplantation waren in keinem der untersuchten Allotransplantate immunreaktive Nervenfasern nachweisbar.

4.3.3 6-Wochen-Tiere

Nur einmal waren in einem Präparat (Nummer 139) 2 einzelne Neurofilament-immunreaktive Fasern sichtbar; TH-haltige- oder Substanz-P-Fasern waren in den untersuchten Präparaten nicht nachweisbar. Die Qualität der nachgewiesenen (Neurofilament-)Nervenfasern erlaubte aber keine photographische Dokumentation. Letzlich kann ein mitteilbarer Nachweis damit nicht geführt werden.

4.3.4 12-Wochen-Tiere

Im Randbereich des Präparats fanden sich Neurofilament- und Substanz-P-Fasern in Bündeln, die von einem Perineurium umgeben waren. Endaufzweigungen oder Endorgane waren nicht nachweisbar. TH-haltige Nervenfasern umgeben die neu eingewachsenen Gefäße netzartig (Abb. 41, 42).

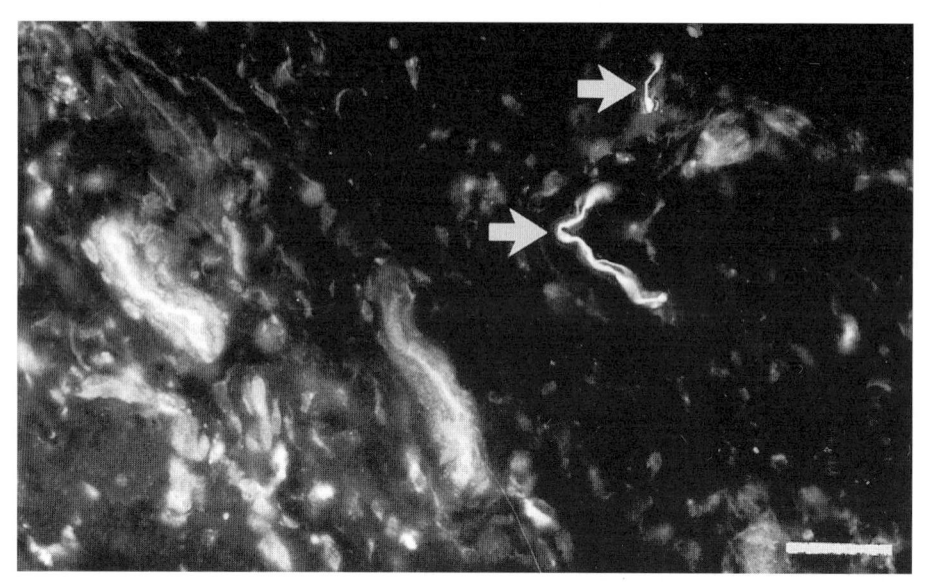

Abb. 41. 12 Wochen postoperativ finden sich wenige randständige Neurofilament-immunreaktive Axone (*Pfeile*) in den dargestellten Nerven, die nicht parallel zu den Arterien (*A*) verlaufen (s. Abb. 42), (*Balken* μm)

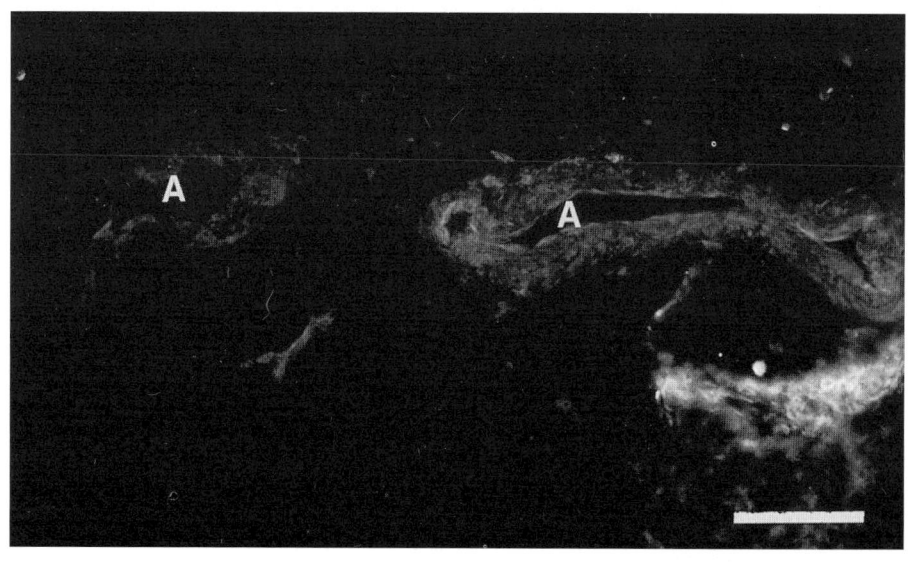

Abb. 42. Neurofilament-Faser 12 Wochen postoperativ (*A* Arterie, *Balken* μm, s. auch Abb. 41)

4.3.5 24-Wochen-Tiere

4.3.5.1 Neurofilament (Nf)

In einem Präparat (Nummer 905) fand sich ein Befund wie sonst nur bei den 12-Wochen-Tieren (s. 4.3.4). Sonst treten die Fasern wie beim Kontrolltier in das Band ein und ver-

4.3 Ergebnisse der immunhistochemischen Untersuchungen

zweigen sich in einzeln verlaufende Axone. Die Endigungen sind aber stets frei; Rufini-Körperchen oder andere spezialisierte Endorgane ließen sich nicht nachweisen. Die Gewebetextur des transplantierten Bandes ist gegenüber dem Kontrolltier verändert, der kollagene „Kern" des Bandes ist nicht mehr eindeutig abgrenzbar von dem umhüllenden lockeren Bindegewebe. Dementsprechend ist es nicht exakt möglich, eine bevorzugte Region für die immunreaktiven Fasern anzugeben. Generell gilt aber, daß sie im Randbe-

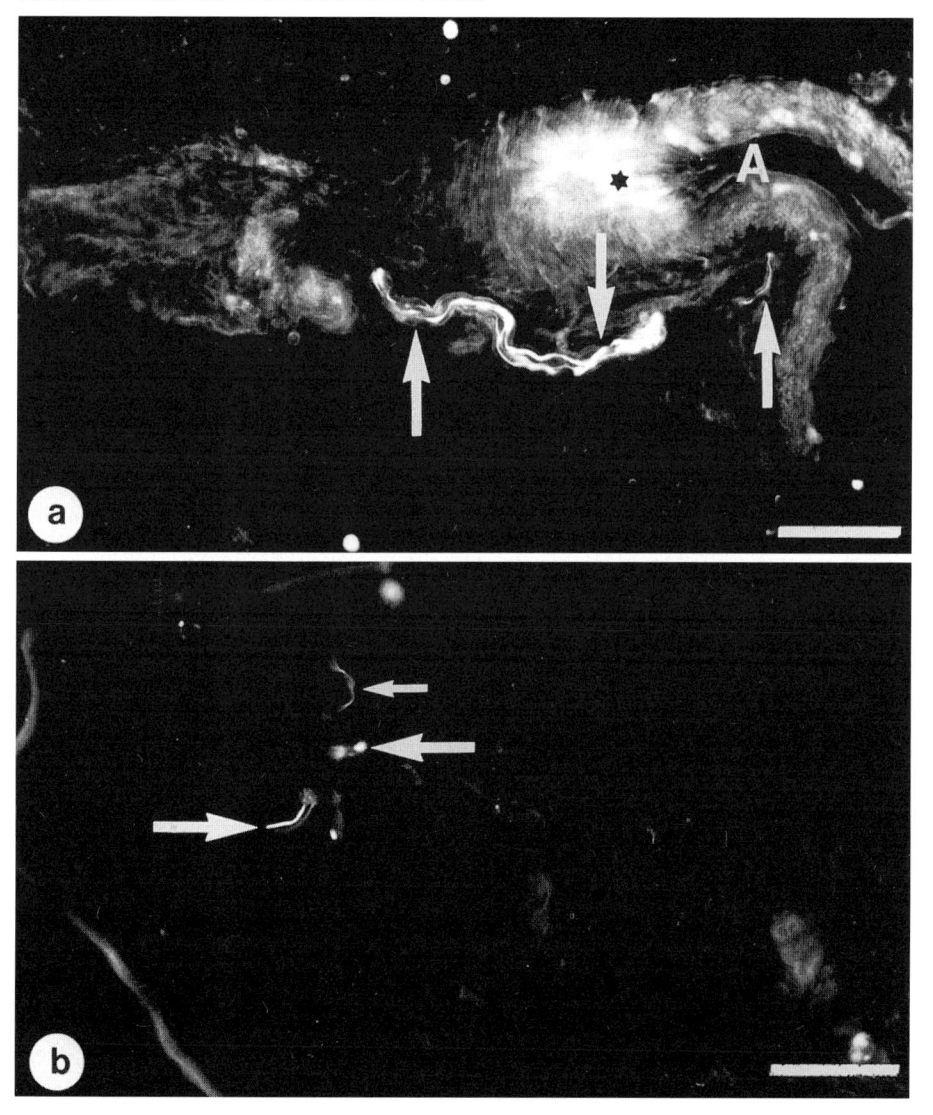

Abb. 43a, b. 24 Wochen postoperativ dringen die Neurofilament-immunreaktiven Nervenbündel (*Pfeile*) zusammen mit den Arterien (*A*) in die Kreuzbänder ein und verzweigen sich in kleinere Bündel (**a**), die manchmal nur ein singuläres Axon enthalten (*kleiner Pfeil*, **b**). *Tangential angeschnittene und autofluoreszierende Elastica interna der Arterie

reich wesentlich häufiger anzutreffen sind und die zentralwärts gelegenen Bereiche aussparen (Abb. 43).

4.3.5.2 Substanz P

Immunreaktive Fasern sind wie auch im Kontrolltier perivaskulär, in Bündeln und einzeln im Bindegewebe sowie unmittelbar an der Synovialmembran nachweisbar (Abb. 44). Die Menge an immunreaktiven Fasern war bei den einzelnen Tieren unterschiedlich; beim bereits oben angeführten Tier Nummer 905 war die Zahl gering; in den verbleibenden Tieren war die Zahl höher als im Kontrolltier oder in der nichtoperierten Gegenseite.

Abb. 44a, b. 24 Wochen postoperativ innervieren die perlschnurartigen Substanz-P-immunreaktiven-Fasern im subsynovialen Gewebe eine Arteriole (*A*), verlaufen aber auch frei im lockeren subsynovialen Bindegewebe (*S* Synovialzellen)

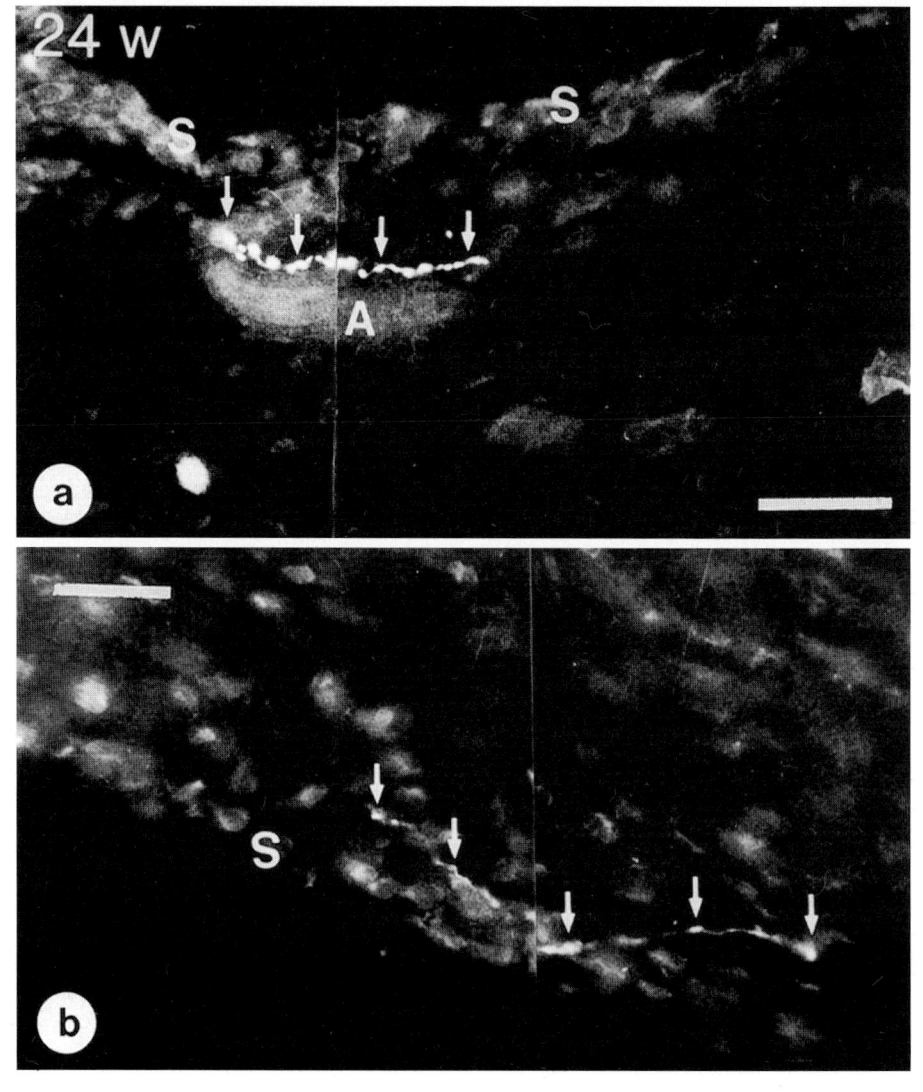

4.3.5.3 Tyrosinhydroxylase

Der Anteil der TH-haltigen Fasern entsprach prinzipiell der der Kontrolle. Eine Ausnahme bildete das bereits oben angeführte Tier 905; hier waren auch die mit TH nachweisbaren Fasern verringert (Abb. 45).

Abb. 45a, b. 24 Wochen postoperativ werden Arterien und Arteriolen (*A*) von TH-immunreaktiven axonalen Nervenendigungen innerviert (*Pfeile* in **b**), nicht aber im 12-Wochen-Präparat (**a**) (*Balken* 50 µm)

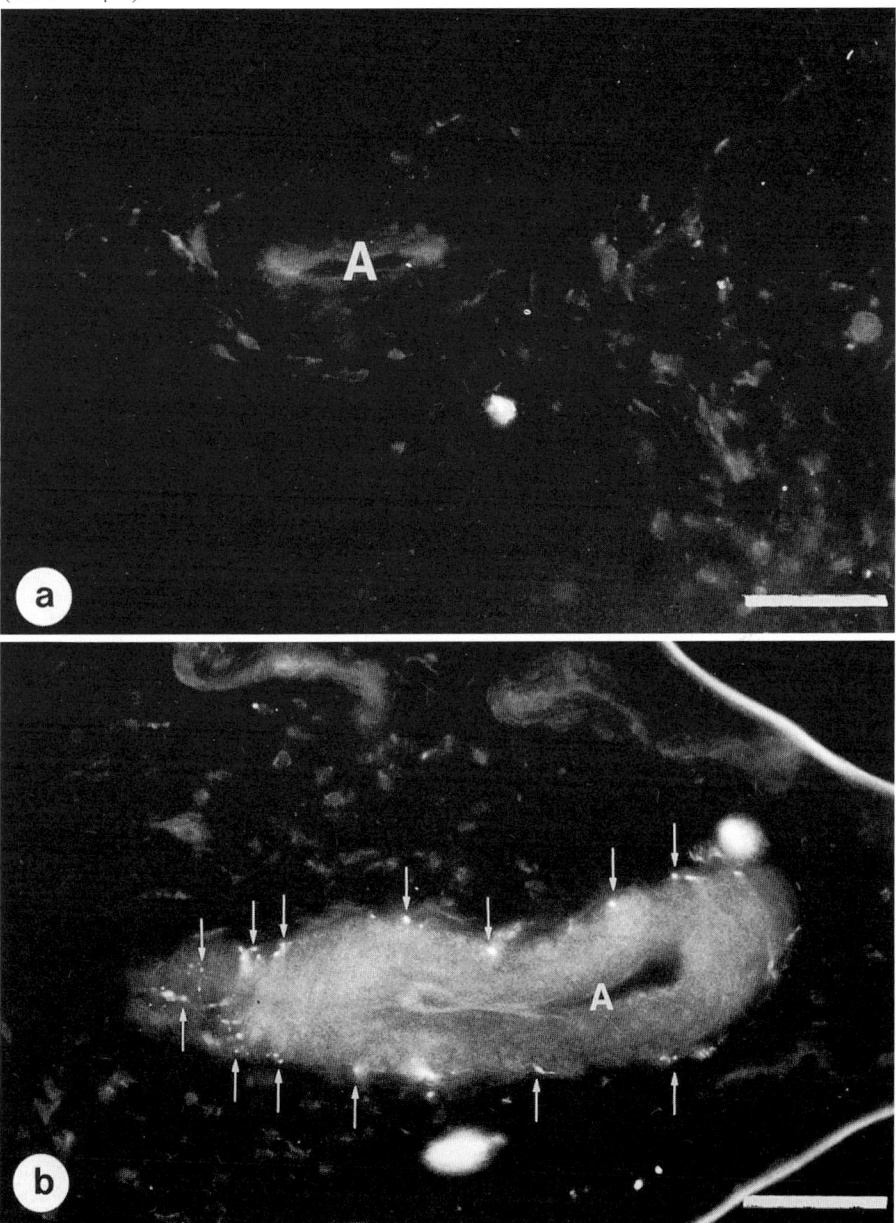

4.3.6 36-Wochen und 52-Wochen-Tiere

Bei allen 3 Antigenen (NF, SP, TH) war prinzipiell keine Änderung im Vergleich mit den Kontrollen festzustellen, von 2 Ausnahmen abgesehen (Abb. 46–49):

- Die veränderte Gesamtstruktur des Bands erlaubt keine sicheren Zuordnungen zu den einzelnen Gewebeanteilen;
- Neurofilament-haltige immunreaktive Fasern verzweigen sich zwar im Bindegewebe, spezialisierte Endigungsbereiche (wie z.B. Ruffini- oder Pacini-Körperchen) sind weiterhin zu finden.

4.3.7 Anmerkung zur immunhistochemischen Reaktion

Bei allen immunhistochemischen Reaktionen wurden ausschließlich Nervenfasern markiert, mit jedoch einer Ausnahme: Neurofilamentimmunreaktivität fand sich in einer ganzen Reihe von Präparaten (und hier bevorzugt in Transplantaten) auch in den glatten Muskelzellen der Arterien. Der Befund ist unklar und läßt sich in bekannte Kreuzreaktionen nicht einordnen. Vermutlich handelt es sich um eine Kreuzreaktion mit einem Intermediärfilament in der glatten Gefäßmuskulatur oder diese Filamentform kann unter gewissen Bedingungen auch in glatten Muskelzellen exprimiert werden. In bezug auf die Ergebnisse zur Innervation ist dieser Befund jedoch bedeutungslos; es ist fraglich, ob man ihn überhaupt in die Befunderhebung mitaufnehmen sollte.

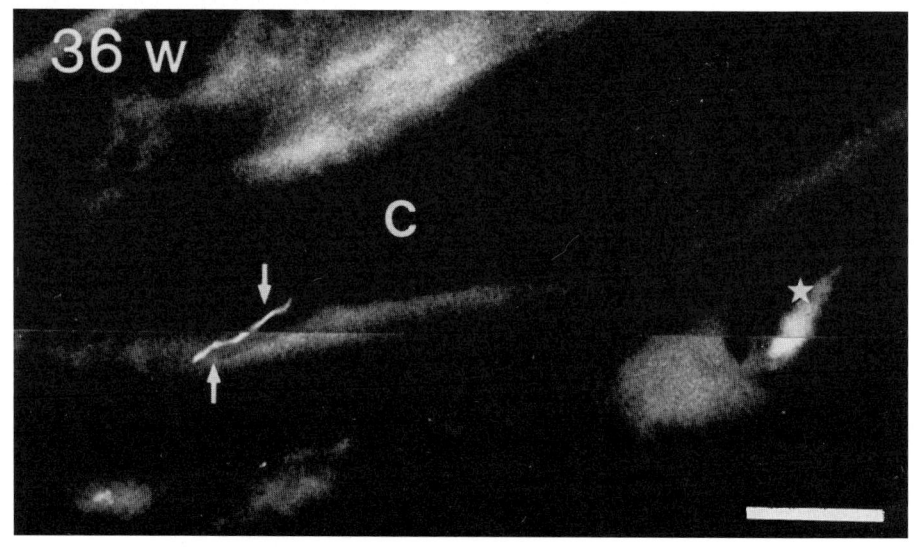

Abb. 46. 36 Wochen postoperativ. Eine terminale Neurofilament-immunreaktive Nervenfaser inneviert ein Kollagenbündel (*C*), (*Balken* μm)

4.3 Ergebnisse der immunhistochemischen Untersuchungen 65

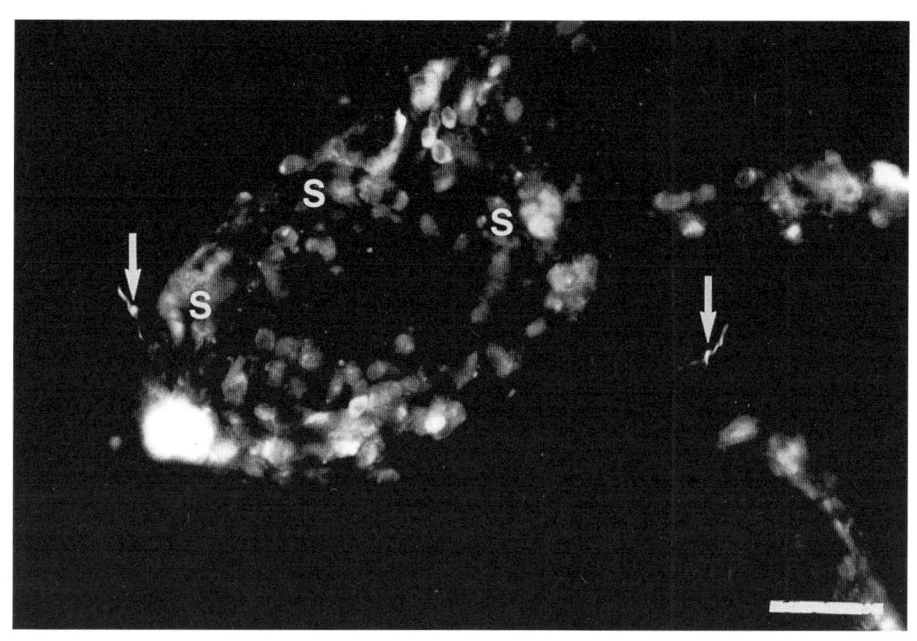

Abb. 47. 52 Wochen postoperativ; 2 nichtspezialisierte Neurofilament-immunreaktive axonale Nervenendigungen (*Pfeile*) liegen dicht unterhalb der synovialen Zellschicht (*S*, die aufgrund von phagozytiertem Material erheblich autofluoreszieren (*Balken* μm)

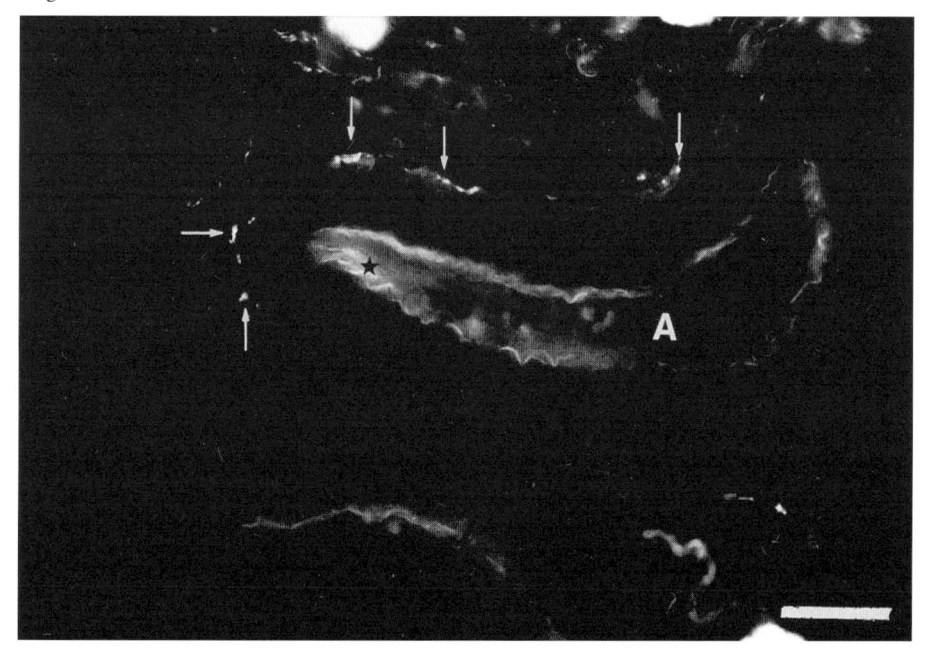

Abb. 48. SP-immunreaktive Faser 36 Wochen postoperativ. Wie bei den Kontrollen innervieren die SP-immunreaktiven Nervenendigungen (*Pfeile*) eine Arterie (*A*). Die Elastica interna der Arterie zeigt Autofluoreszenz

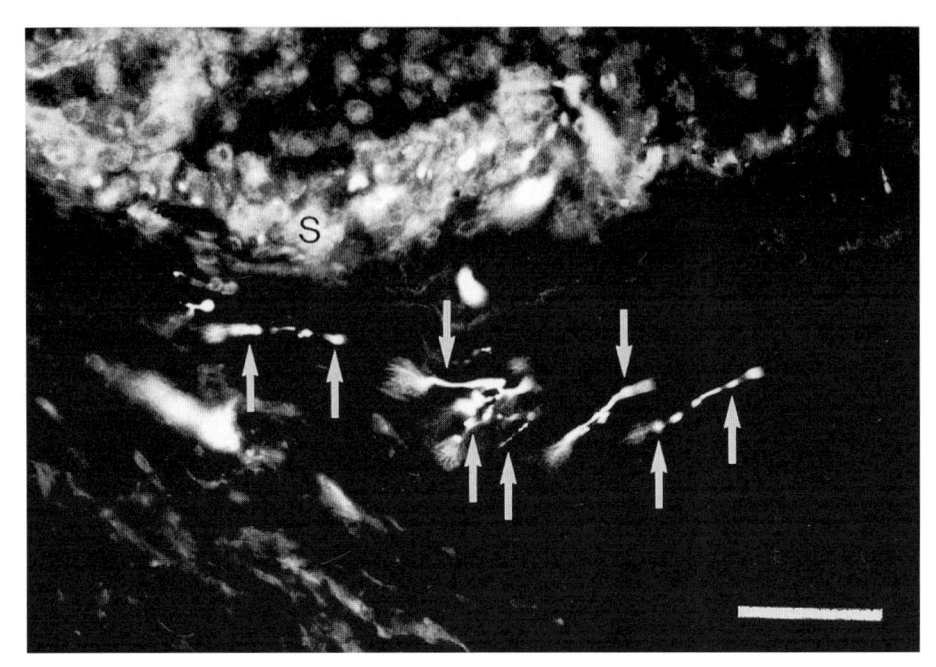

Abb. 49. SP-immunreaktive Faser 52 Wochen postoperativ. Eine Vielzahl SP-immunreaktiver Nervenendigungen (*Pfeile*) finden sich im subsynovialen lockeren Bindegewebe (*S* Synovialzellschicht mit autofluoreszierendem phagozytosiertem Material, *Balken* µm)

4.4 Ergebnisse der Reißversuche

Die 32 Kniegelenkpaare wurden nach Explantation und Präparation (s. 3.1.2.1) einem Reißversuch unterzogen; hierbei bildete ein transplantiertes VKB („OP") und die nichtoperierte kontralaterale Seite („Kontrolle") eine Einheit.

4.4.1 3-Wochen-Tiere (Tabellen 9–11)

Tabelle 9. Ergebnisse der Reißfestigkeit ($F_{max.}$) und der Reißlänge $L_{(Fmax.)}$ der transplantierten (OP) und der Kontrollkreuzbänder der 3-Wochen-Tiere (± *Std. Abw.* Standardabweichung)

Tiernumer	$F_{max.}$ [N]		$\Delta L_{(Fmax.}$ [mm]	
	OP	Kontrolle	OP	Kontrolle
055	58,21	288,50	2,78	2,73
077	41,95	210,00	1,57	2,52
331	18,62	104,09	2,08	3,31
351	42,30	208,40	2,13	3,83
473	35,20	170,60	1,78	2,52
571	30,00	132,74	1,48	2,61
825	40,28	231,55	4,51	3,43
858	51,81	238,37	2,41	2,68
Durchschnitt	39,80	198,07	2,34	2,95
± Std. Abw.	± 12,31	± 59,82	± 0,98	± 0,50

Alle transplantierten und 6 der 8 Kontrollbänder rissen im interligamentären Bandgewebe, bei 2 Kontrollbändern (Tiernummern 055, 571) kam es zu einem distalen ossären Bandausriß.

Tabelle 10. Ergebnisse der Steifigkeit (S) und der Länge des initial progressiven Kurvenverlaufs („toe region" L_i) der transplantierten (OP) und der Kontrollkreuzbänder der 3-Wochen-Tiere (Abkürzungen s. Tabelle 9)

Tiernummer	Steifigkeit [N/mm]		L_i [mm]	
	OP	Kontrolle	OP	Kontrolle
055	39,68	121,29	0,49	0,70
077	36,50	49,02	0,22	0,52
331	10,45	44,49	0,48	0,60
351	29,41	88,50	0,35	0,52
473	34,10	95,88	0,28	0,43
571	33,78	50,00	0,26	0,61
825	29,45	104,17	0,26	0,78
858	33,55	130,97	0,52	0,89
Durchschnitt	30,86	85,54	0,36	0,63
± Std. Abw.	± 8,92	± 33,99	± 0,12	± 0,15

Tabelle 11. (Prozentualer) Vergleich der Quotienten der transplantierten und der Kontrollbänder der 3-Wochen-Tiere und statistische Signifikanz ($p > 0{,}0031$ nicht signifikant, Abkürzungen s. Tabelle 9)

Quotient (Q) der gemessenen Parameter OP/Kontrolle	Ergebnis [%]	Signifikanz
Q F_{max} [N]	20,09	$p<0{,}0001$
Q $L_{(Fmax.)}$ [mm]	78,92	$p=0{,}062$
Q Steifigkeit [N/mm]	40,11	$p<0{,}0001$
Q L_i [mm]	57,39	$p<0{,}0001$

4.4.2 6-Wochen-Tiere (Tabellen 12–14)

Tabelle 12. Ergebnisse der Reißfestigkeit ($F_{max.}$) und der Reißlänge $L_{(Fmax.)}$ der transplantierten (OP) und der Kontrollkreuzbänder der 6-Wochen-Tiere (weitere Abkürzungen s. Tabelle 9)

Tiernummer	$F_{max.}$ [N]		$\Delta L_{(Fmax.)}$ [mm]	
	OP	Kontrolle	OP	Kontrolle
081	71,00	220,10	2,10	3,04
093	90,24	239,00	2,10	3,30
105	75,03	243,68	3,61	3,76
151	71,21	178,37	4,34	2,29
159	70,75	194,64	1,65	4,54
427	98,18	264,00	2,22	2,96
469	109,05	283,02	1,74	3,08
801	110,10	280,65	1,91	3,09
Durchschnitt	86,94	237,93	2,46	3,26
± Std. Abw.	± 17,19	± 38,38	± 0,97	± 66

4 Ergebnisse

Alle transplantierten und 7 der 8 Kontrollbänder rissen im interligamentären Bandgewebe, bei 1 Kontrollband (Tiernummer 151) kam es zu einem distalen ossären Bandausriß.

Tabelle 13. Ergebnisse der Steifigkeit (S) und der Länge des initial progressiven Kurvenverlaufs („toe region" L_i) der transplantierten (OP) und der Kontrollkreuzbänder der 6-Wochen-Tiere (weitere Abkürzungen s. Tabelle 9)

Tiernummer	Steifigkeit [N/mm]		L_i [mm]	
	OP	Kontrolle	OP	Kontrolle
081	48,54	92,22	0,48	0,61
093	54,29	98,04	0,49	0,48
105	22,07	70,24	0,48	0,97
151	28,71	92,90	0,55	0,39
159	60,24	100,00	0,30	0,35
427	60,24	135,13	0,61	0,70
469	57,47	115,66	0,35	0,74
801	81,30	125,79	0,43	0,61
Durchschnitt	51,61	103,75	0,43	0,61
± Std. Abw.	± 18,82	± 20,81	± 0,11	± 0,20

Tabelle 14. Prozentualer Vergleich der Quotienten der transplantierten und der Kontrollbänder der 6-Wochen-Tiere und statistische Signifikanz ($p>0,0031$ nicht signifikant, Abkürzungen s. Tabelle 9)

Quotient (Q) der gemessenen Parameter OP/Kontrolle	Ergebnis [%]	Signifikanz
Q $F_{max.}$ [N]	36,5	$p<0,0001$
Q $L_{(Fmax.)}$ [mm]	80,99	$p=0,289$
Q Steifigkeit [N/mm]	48,69	$p<0,0001$
Q L_i [mm]	82,7	$p=0,149$

4.4.3 12-Wochen-Tiere (Tabellen 15–17)

Tabelle 15. Ergebnisse der Reißfestigkeit ($F_{max.}$) und der Reißlänge $L(F_{max.})$ der transplantierten (OP) und der Kontrollkreuzbänder der 12-Wochen-Tiere (weitere Abkürzungen s. Tabelle 9)

Tiernummer	$F_{max.}$ [N]		$\Delta L_{(Fmax.)}$ [mm]	
	OP	Kontrolle	OP	Kontrolle
129	163,18	322,50	3,50	4,71
223	113,60	244,60	2,70	2,78
371	131,85	326,40	2,35	3,54
404	124,52	278,42	5,37	3,32
431	140,65	257,58	2,22	3,03
455	136,15	311,00	2,04	5,11
769	126,25	226,15	2,35	2,78
809	130,00	255,60	2,04	2,91
Durchschnitt	133,27	277,78	2,82	3,53
± Std. Abw.	± 14,55	± 38,05	± 1,13	± 0,90

Alle transplantierten und 7 der 8 Kontrollbänder rissen im interligamentären Bandgewebe, bei 1 Kontrollband (Tiernummer 404) kam es zu einem distalen ossären Bandausriß.

Tabelle 16. Ergebnisse der Steifigkeit (S) und der Länge des initial progressiven Kurvenverlaufs („toe region" L_i) der transplantierten (OP) und der Kontrollkreuzbänder der 12-Wochen-Tiere (weitere Abkürzungen s. Tabelle 9)

Tiernummer	Steifigkeit [N/mm]		L_i [mm]	
	OP	Kontrolle	OP	Kontrolle
129	58,70	102,12	0,75	1,01
223	58,82	120,48	0,48	0,57
371	71,94	147,09	0,39	0,97
404	40,54	132,04	0,54	0,45
431	95,88	110,72	0,26	0,65
455	92,00	100,13	0,48	0,88
769	71,94	114,94	0,43	0,52
809	70,92	128,20	0,28	0,70
Durchschnitt	70,09	119,46	0,45	0,72
± Std. Abw.	± 18,06	± 15,90	± 0,16	± 0,21

Tabelle 17. Prozentualer Vergleich der Quotienten der transplantierten und der Kontrollbänder der 12-Wochen-Tiere und statistische Signifikanz ($p>0,0031$ nicht signifikant, Abkürzungen s. Tabelle 9)

Quotient (Q) der gemessenen Parameter OP/Kontrolle	Ergebnis [%]	Signifikanz
Q $F_{max.}$ [N]	48,4	$p<0,0001$
Q $L_{(Fmax.)}$ [mm]	83,42	$p=0,229$
Q Steifigkeit [N/mm]	60,29	$p=0,0009$
Q L_i [mm]	67,0	$p=0,0138$

4.4.4 24-Wochen-Tiere (Tabellen 18–20)

Tabelle 18. Ergebnisse der Reißfestigkeit ($F_{max.}$) und der Reißlänge $L_{(Fmax.)}$ der transplantierten (OP) und der Kontrollkreuzbänder der 24-Wochen-Tiere (weitere Abkürzungen s. Tabelle 9)

Tiernummer	$F_{max.}$ [N]		$\Delta L_{(Fmax.)}$ [mm9]	
	OP	Kontrolle	OP	Kontrolle
047	228,90	407,28	2,70	5,37
124	214,95	403,18	5,91	4,17
321	193,95	363,44	3,64	5,35
411	200,25	345,42	3,13	3,40
471	176,50	330,12	6,13	3,69
474	167,25	284,00	2,96	3,57
927	228,18	315,87	3,62	3,53
971	138,93	291,37	3,31	2,49
Durchschnitt	193,61	342,59	3,92	3,95
± Std. Abw.	± 31,44	± 46,64	± 1,33	± 0,99

Alle transplantierten Kreuzbänder rissen im interligamentären Bandgewebe, bei keinem der Kontrollbänder kam es zu einem ossären Bandausriß.

Tabelle 19. Ergebnisse der Steifigkeit (S) und der Länge des initial progressiven Kurvenverlaufs („toe region" L_i) der transplantierten (OP) und der Kontrollkreuzbänder der 24-Wochen-Tiere (weitere Abkürzungen s. Tabelle 9)

Tiernummer	Steifigkeit [N/mm]		L_i [mm]	
	OP	Kontrolle	OP	Kontrolle
047	95,88	163,93	0,48	0,86
124	96,15	133,10	0,39	0,95
321	75,79	142,97	0,95	0,78
411	91,74	137,99	0,52	0,52
471	76,92	134,47	0,35	0,46
474	71,89	100,50	0,46	0,43
927	120,06	129,99	0,60	0,70
971	59,63	141,63	1,00	0,80
Durchschnitt	86,28	135,57	0,59	0,69
± Std. Abw.	± 18,58	± 17,61	± 0,25	± 0,19

Tabelle 20. Prozentualer Vergleich der Quotienten der transplantierten und der Kontrollbänder der 24-Wochen-Tiere und statistische Signifikanz ($p>0,0031$ nicht signifikant, Abkürzungen s. Tabelle 9)

Quotient (Q) der gemessenen Parameter OP/Kontrolle	Ergebnis [%]	Signifikanz
Q $F_{max.}$ [N]	56,64	$p<0,0001$
Q $L_{(Fmax.)}$ [mm]	104,58	$p=0,752$
Q Steifigkeit [N/mm]	64,54	$p=0,0003$
Q L_i [mm]	89,1	$p=0,340$

4.4.5 Vergleich der Ergebnisse der Reißversuche

4.4.5.1 Kontrollkreuzbänder (Tabellen 21–24, Abb. 50–53)

Tabelle 21. Ergebnisse der Reißfestigkeit ($F_{max.}$) der Kontrollkreuzbänder

Tiernummer	$F_{max.}$ [N]			
	3 Wochen	6 Wochen	12 Wochen	24 Wochen
1	288,50	220,10	322,50	407,28
2	210,00	239,00	244,40	403,18
3	104,09	243,68	326,40	363,44
4	208,40	178,37	278,42	345,42
5	170,60	194,64	257,58	330,12
6	132,74	264,00	311,00	284,00
7	231,55	283,02	226,15	315,87
8	238,70	280,65	255,60	291,37
Durchschnitt	198,07	237,93	277,76	342,59
Std. Abw.	± 59,83	± 38,38	± 38,07	± 46,64

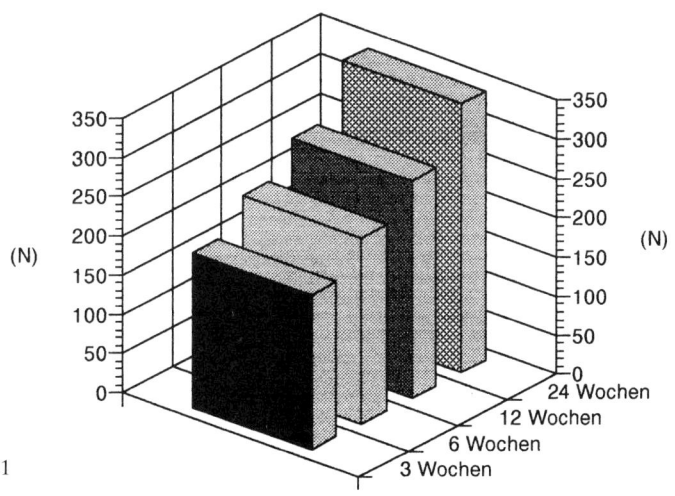

Abb. 50. Graphische Darstellung der Ergebnisse der Tabelle 21

4 Ergebnisse

Tabelle 22. Ergebnisse der Reißlänge $L_{(Fmax.)}$ der Kontrollkreuzbänder

Tiernummer	$\Delta L_{(Fmax.)}$ [mm]			
	3 Wochen	6 Wochen	12 Wochen	24 Wochen
1	2,73	3,04	4,71	5,37
2	2,52	3,30	2,78	4,17
3	3,31	3,76	3,54	5,35
4	3,83	2,29	3,32	3,40
5	2,52	4,54	3,03	3,69
6	2,61	2,96	5,11	3,57
7	3,43	3,08	2,78	3,53
8	2,68	3,09	2,91	2,49
Durchschnitt	2,95	3,26	3,53	3,95
Std. Abw.	± 0,50	± 0,66	± 0,90	± 0,99

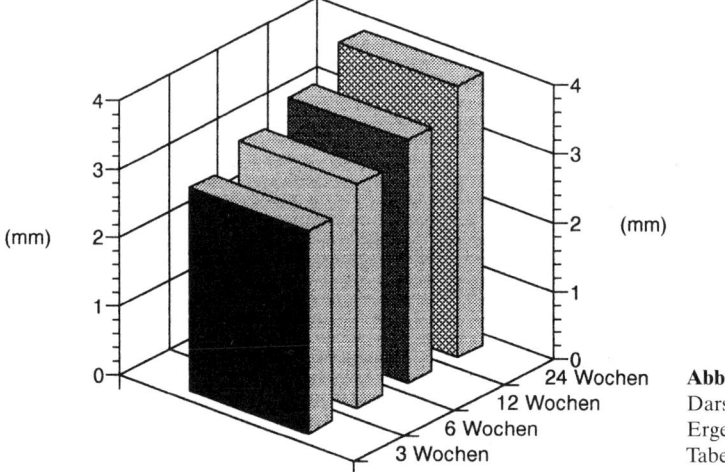

Abb. 51. Graphische Darstellung der Ergebnisse der Tabelle 22

Tabelle 23. Ergebnisse der Steifigkeit der Kontrollkreuzbänder

Tiernummer	Steifigkeit [N/mm]			
	3 Wochen	6 Wochen	12 Wochen	24 Wochen
1	121,29	92,22	102,12	163,93
2	49,02	98,04	120,48	133,10
3	44,49	70,24	147,09	142,97
4	88,50	92,90	132,04	137,99
5	95,88	100,00	110,72	134,47
6	50,00	135,13	100,13	100,50
7	104,17	115,66	114,94	129,99
8	130,97	125,79	128,20	141,63
Durchschnitt	85,54	103,75	119,46	135,57
Std. Abw.	± 33,99	± 20,82	± 15,90	± 17,61

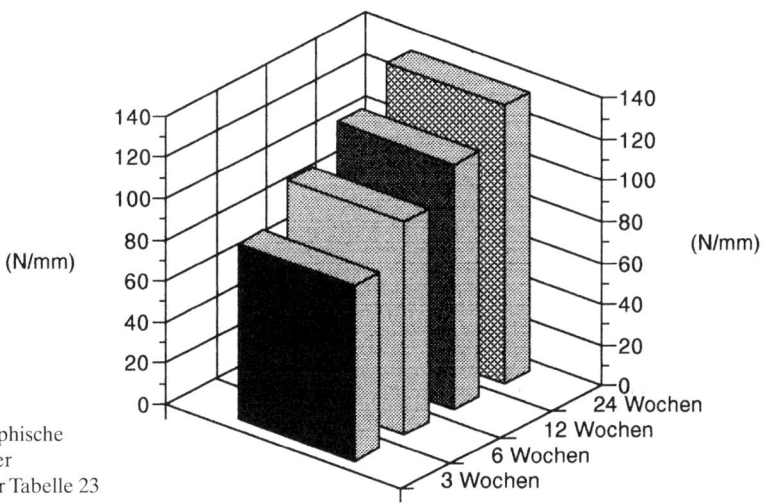

Abb. 52. Graphische Darstellung der Ergebnisse der Tabelle 23

4 Ergebnisse

Tabelle 24. Ergebnisse des initial progressiven Kurvenabschnitts („toe region") der Kontrollkreuzbänder

Tiernummer	L_i [mm]			
	3 Wochen	6 Wochen	12 Wochen	24 Wochen
1	0,70	0,61	1,01	0,86
2	0,52	0,48	0,57	0,95
3	0,60	0,97	0,97	0,78
4	0,52	0,39	0,45	0,52
5	0,43	0,35	0,65	0,46
6	0,61	0,70	0,88	0,43
7	0,78	0,74	0,52	0,70
8	0,89	0,61	0,70	0,80
Durchschnitt	0,63	0,61	0,72	0,69
Std. Abw.	± 0,15	± 0,20	± 0,21	± 0,19

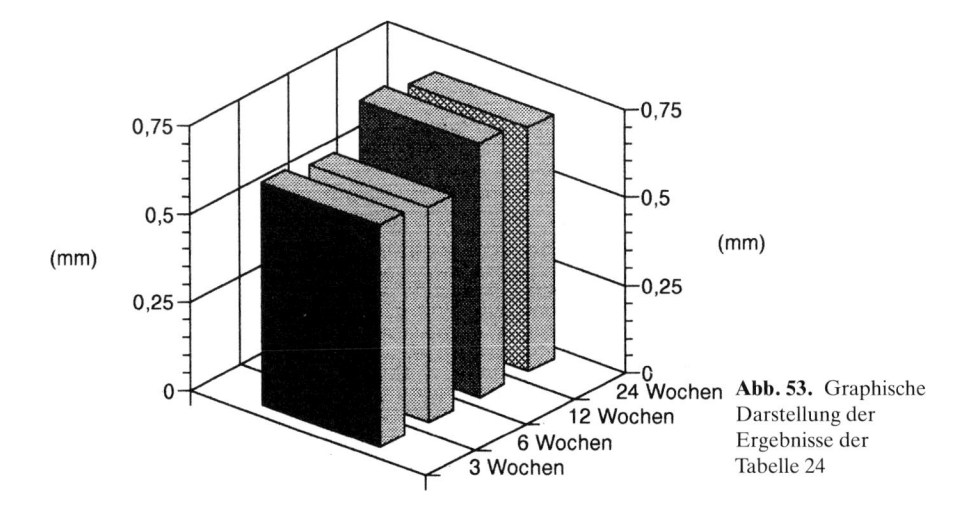

Abb. 53. Graphische Darstellung der Ergebnisse der Tabelle 24

4.4.5.2 Allotransplantate (Tabellen 25–30, Abb. 54–59)

Tabelle 25. Ergebnisse der Reißfestigkeit ($F_{max.}$) der 3-, 6-, 12- und 24-Wochen-Tiere

Tiernummer	$F_{max.}$ [N]			
	3 Wochen	6 Wochen	12 Wochen	24 Wochen
1	58,21	71,00	163,18	228,90
2	41,95	90,24	113,60	214,95
3	18,62	75,03	131,85	193,95
4	42,30	71,21	124,52	200,25
5	35,20	70,75	140,65	176,50
6	30,00	98,18	136,15	167,25
7	40,28	109,05	126,25	228,18
8	51,81	110,10	130,00	138,93
Durchschnitt	39,80	86,95	133,28	193,61
Std. Abw.	± 12,31	± 17,19	± 14,55	± 31,44

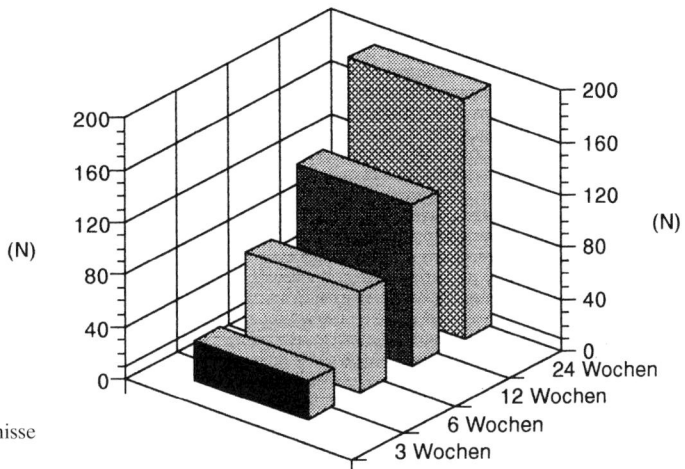

Abb. 54. Graphische Darstellung der Ergebnisse der Tabelle 25

4 Ergebnisse

Tabelle 26. Ergebnisse der Reißlänge $L_{(Fmax.)}$ der 3-, 6-, 12- und 24-Wochen-Tiere

Tiernummer	$\Delta L_{(Fmax.)}$ [mm]			
	3 Wochen	6 Wochen	12 Wochen	24 Wochen
1	2,78	2,10	3,50	2,70
2	1,57	2,10	2,70	5,91
3	2,08	3,61	2,35	3,64
4	2,13	4,34	5,37	3,13
5	1,78	1,65	2,22	6,13
6	1,48	2,22	2,04	2,96
7	4,51	1,74	2,35	3,62
8	2,41	1,91	2,04	3,31
Durchschnitt	2,34	2,46	2,82	3,92
Std. Abw.	± 0,98	± 0,97	± 1,13	± 1,33

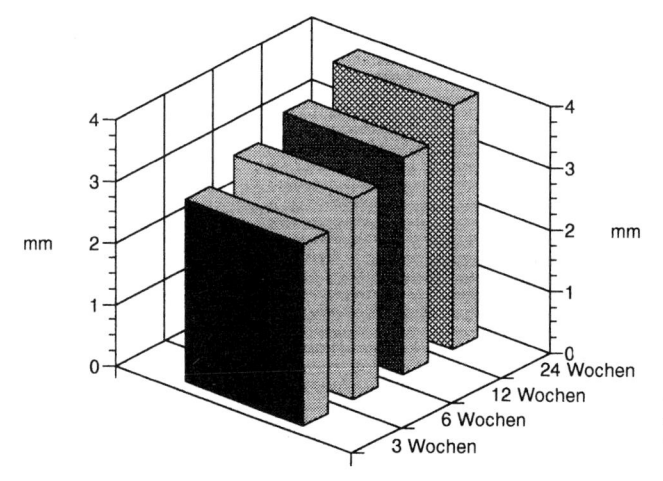

Abb. 55. Graphische Darstellung der Ergebnisse der Tabelle 26

4.4 Ergebnisse der Reißversuche 77

Tabelle 27. Ergebnisse der Steifigkeit der 3-, 6-, 12- und 24-Wochen-Tiere

Tiernummer	Steifigkeit [N/mm]			
	3 Wochen	6 Wochen	12 Wochen	24 Wochen
1	39,68	48,54	58,70	95,88
2	36,50	54,29	58,82	96,15
3	10,45	22,07	71,94	75,79
4	29,41	28,71	40,54	91,74
5	34,10	60,24	95,88	74,07
6	33,78	60,24	92,00	76,92
7	29,45	57,47	71,94	120,06
8	33,55	81,30	70,92	59,63
Durchschnitt	30,86	51,61	70,09	86,28
Std. Abw.	± 8,92	± 18,82	± 18,06	± 18,58

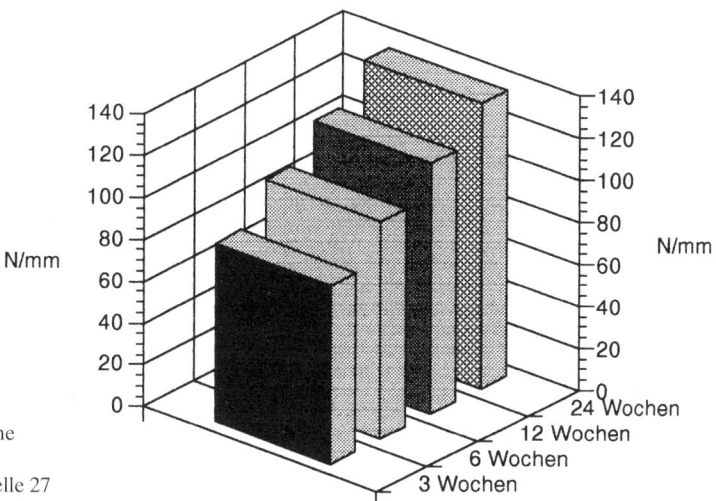

Abb. 56. Graphische Darstellung der Ergebnisse der Tabelle 27

Tabelle 28. Ergebnisse des initial progressiven Kurvenabschnitts („toe region") der 3-, 6-, 12- und 24-Wochen-Tiere

Tiernummer	L_i [mm]			
	3 Wochen	6 Wochen	12 Wochen	24 Wochen
1	0,49	0,48	0,75	0,48
2	0,22	0,49	0,48	0,39
3	0,48	0,30	0,39	0,95
4	0,35	0,55	0,54	0,52
5	0,28	0,30	0,26	0,35
6	0,26	0,56	0,48	0,46
7	0,26	0,35	0,43	0,60
8	0,52	0,43	0,28	1,00
Durchschnitt	0,36	0,43	0,45	0,59
Std. Abw.	± 0,12	± 0,11	±0,16	± 0,25

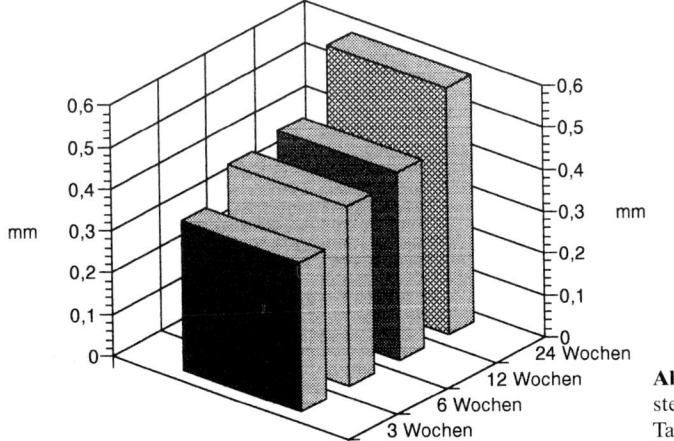

Abb. 57. Graphische Darstellung der Ergebnisse der Tabelle 28

4.4 Ergebnisse der Reißversuche 79

Tabelle 29. Vergleich aller Durchschnittsergebnisse im Untersuchungszeitraum (Signifikanzschranke $p=0{,}0625$, Abkürzungen s. Tabelle 9, S. 66)

Gemessene Parameter	3 Wochen	6 Wochen	12 Wochen	24 Wochen	Signifikanz
$F_{max.}$ [N]					
OP	39,80	86,95	133,28	193,61	$p<0{,}0001$
Kontrolle	198,07	237,93	277,76	342,59	$p<0{,}0001$
$\Delta L_{(Fmax.)}$ [mm]					
OP	2,34	2,46	2,82	3,92	$p=0{,}02$
Kontrolle	2,95	3,26	3,53	3,95	$p=0{,}0141$
Steifigkeit					
OP	30,86	51,61	70,09	86,28	$p<0{,}0001$
Kontrolle	85,54	103,75	119,46	135,57	$p=0{,}0001$
L_i [mm]					
OP	0,36	0,43	0,45	0,59	$p=0{,}0522$
Kontrolle	0,63	0,61	0,72	0,69	$p=0{,}4186$

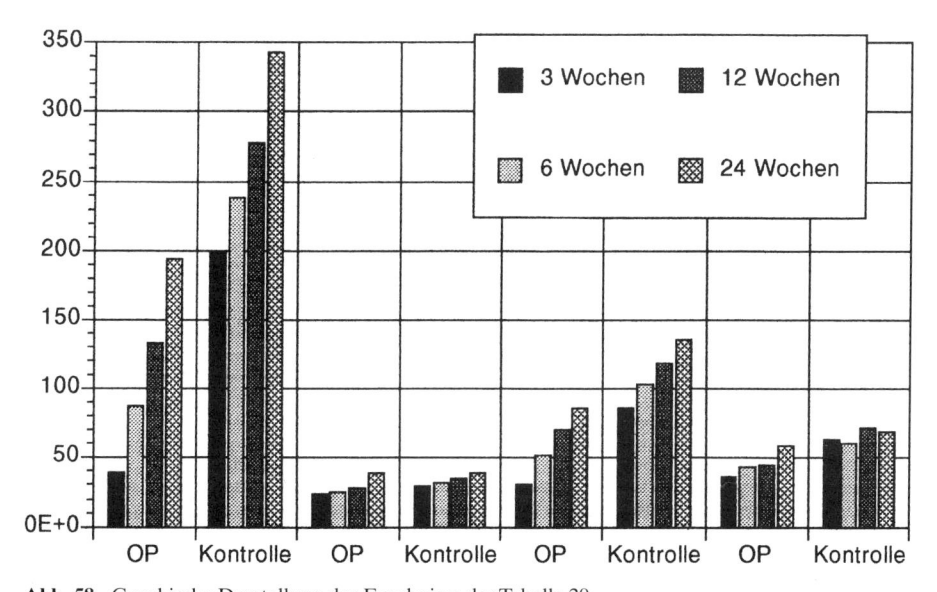

Abb. 58. Graphische Darstellung der Ergebnisse der Tabelle 29

80 4 Ergebnisse

Tabelle 30. Vergleich der Prozentangaben der Durchschnittsergebnisse transplantierte Bänder/Kontrollbänder aller Tiere (Signifikanzschranke p=0,0125, Abkürzungen s. Tabelle 9)

Gemessene Parameter	3 Wochen [%]	6 Wochen [%]	12 Wochen [%]	24 Wochen [%]	Signifikanz
$F_{max.}$ [N]	20,09	36,5	48,4	56,64	p<0,0001
$L_{(Fmax.)}$ [mm]	78,92	80,99	83,42	104,58	p=0,0996
Steifigkeit [N/mm]	40,11	48,69	60,29	64,54	p=0,0065
L_i [mm]	57,39	82,7	67,02	89,16	p=0,072

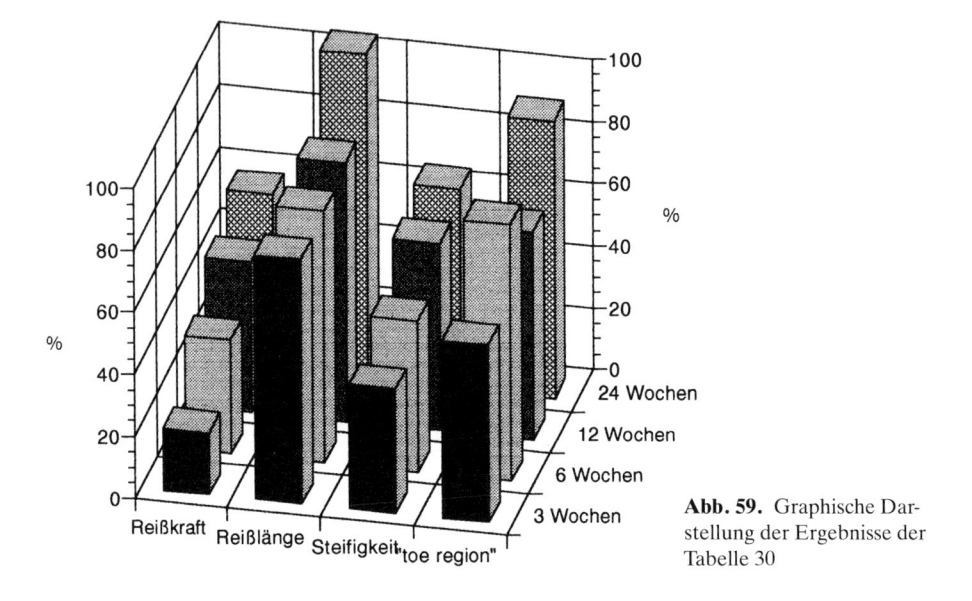

Abb. 59. Graphische Darstellung der Ergebnisse der Tabelle 30

4.4.6 Vergleich der Kraft-Dehnungs-Kurven

4.4.6.1 Kontrollkreuzbänder

Der typische Verlauf der Kraft-Dehnungs-Kurve eines nichtoperierten VKB („Kontrolle") ist in Abb. 60 abgebildet. Die initial progressive Zunahme der Zugkraft bei konstanter Banddehnung („toe region") war hier kurz und steil ansteigend und ging in einen steilen linear elastischen Kurvenabschnitt über. Eine weitere Dehnungszunahme führte zu einem geringen Abfall der Zugkraft, die bei weiterer Dehnungszunahme noch bis zur maximalen Belastbarkeit des Bandes geringfügig zunahm. Ein weiterer Anstieg der Dehnung führte dann zum Versagen des Bands und zum schlagartigen Abfall der Kraft-Dehnungs-Kurve. Erneutes Belasten des Bandes bewirkte dann sein Totalversagen schon bei niedrigen Kräften.

4.4.6.2 Allotransplantate

Die Kraft-Dehnungs-Kurven der transplantierten Kreuzbänder der 3-, 6-, 12- und 24-Wochen-Tiere sind in Abb. 61 dargestellt. Der bei konstanter Banddehnung initial pro-

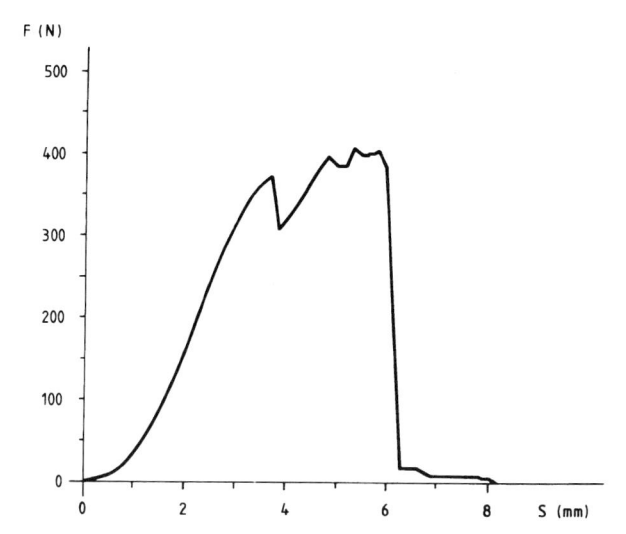

Abb. 60. Typischer Verlauf der Kraft-Dehnungs-Kurve eines gesunden VKB („Kontrolle", Tiernummer 047)

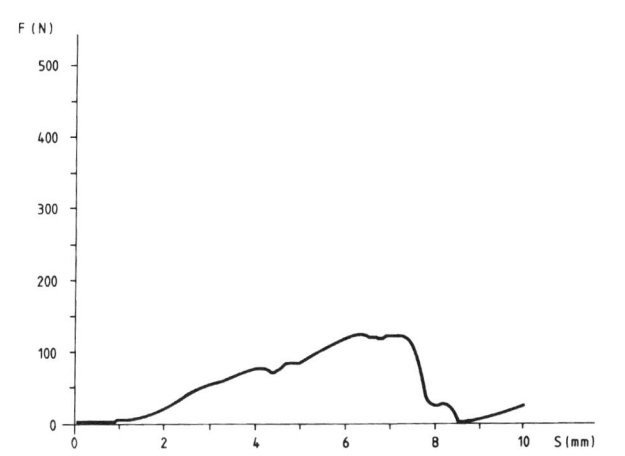

Abb. 61. Typischer Verlauf der Kraft-Dehnungs-Kurve eines allotransplantierten Kreuzbandes (Tiernummer 371)

gressive Anstieg der Kurve („toe region") verläuft hier wesentlich flacher und langgezogener und geht in einen ebenso flachen und unregelmäßiger verlaufenden „linear elastischen" Abschnitt der Kraft-Dehnungs-Kurve über. Die Steifigkeitswerte derartiger Kurven sind somit erheblich geringer als die der Kontrollen. Ebenso ist die Reißfestigkeit (Fmax.) wesentlich geringer, die Reißlänge ($L_{(Fmax.)}$ jedoch größer als die entsprechender Werte der Kontrollkniegelenke. Das Bandversagen geschieht bei den Allotransplantaten weniger abrupt, sondern verläuft über einen längeren Zeitraum und eine größere Distanz als bei den Kontrollen.

Im Vergleich der verschiedenen Nachuntersuchungszeiträume zeigte das Kurvenverhalten der transplantierten Kreuzbänder mit zunehmendem Zeitintervall eine Zunahme der Reißfestigkeit und Abnahme der Reißlänge; also eine – wenn auch geringe – Annäherung der Kurvenverläufe der Allotransplantate an die der Kontrollkreuzbänder.

5 Diskussion

5.1 Zur Verfahrenswahl kältekonservierter Kreuzbandallotransplantate

Verschiedene allogene Gewebearten sind bislang zum Ersatz des VKB herangezogen worden (Shino et al. 1984; Curtis et al. 1985; Arnoczky et al. 1986; Nikolaou et al. 1986a, b; Vasseur et al. 1987; Jackson et al. 1987a, b; Noyes et al. 1990). Nach Implantation im Wirtsgewebe verändern sich die morphologischen und biomechanischen Charakteristika der Allotransplantate, da sie umgebaut, d.h. schleichend durch autogenes Gewebe ersetzt werden (Klein u. Lewis 1972; Webster u. Werner 1983). Histologische Studien an kryopräservierten Allotransplantaten zeigten, daß diese Umbauvorgänge ähnlich wie die freier Autotransplantate ablaufen (Arnoczky et al. 1986).

Damit ein allogenes Band ein zerstörtes VKB erfolgreich ersetzen kann, sollte es eine niedrige Immunreaktivität und dem natürlichen VKB entsprechende biomechanische Eigenschaften besitzen. Tierexperimentell konnte nachgewiesen werden, daß Sehnen und Bänder immunreaktive Haupthistokompatibilitätsantigene besitzen, die sich nicht im Kollagen, sondern auf der Zelloberfläche der im Sehnengewebe enthaltenen Zellen befinden (Minami et al. 1982). Durch Tieffrieren und Auftauen werden diese Antigene alteriert und zerstört (Graham et al. 1955; Cameron et al. 1971; Friedlaender et al. 1976; Rodrigo et al., zit. nach Nikolaou et al. 1986 b). Nach dessen allogener Transplantation resultiert daraus eine ganz wesentliche Abschwächung der Immunreaktionen des Wirtsgewebes (Graham et al. 1955; Gresham 1964; Langer et al. 1975; Friedlaender et al. 1976) bei erhaltener Kollagenstruktur des Allotransplantates, dessen biomechanischen Parameter damit auch nicht verändert werden (Barad et al. 1982; Brown u. Cruess 1982; Bos et al. 1983; Nikolaou et al. 1986a, b). Ein kryopräserviertes Allotransplantat hat also gute Voraussetzungen, ein zerstörtes VKB erfolgreich zu ersetzen.

Die Transplantation allogenen Gewebes als Kreuzbandersatz kann entweder als freies Weichteilgewebetransplantat (Webster u. Werner 1983; Shino et al. 1984, 1986; Curtis et al. 1985; Walner et al. 1988; Noyes et al. 1990) oder als Knochen-Band-Knochen-Präparat erfolgen (Arnoczky et al. 1986; Nikolaou et al. 1986a, b; Vasseur et al. 1987; Jackson et al. 1987a, b; Noyes et al. 1990; Indelicato et al. 1992). Die Nachteile freier Weichteiltransplante bestehen in deren schlechterer Primärstabilität, die Vorteile im Verzicht auf die Transplantation immunreaktiven Knochengewebes (Bos et al. 1983; Czitrom et al. 1986). Vergleichende Untersuchungen über das Einheilungsverhalten von allogenem und autogenem Knochengewebe konnten keine grundsätzlichen Unterschiede bezüglich Revaskularisierung, Osteoblastenresorption, Osteoneogenesis und Umbau der Knochenstruktur („remodeling") feststellen, abgesehen von einem zeitverzögerten Ablauf dieser Vorgänge bei allogenem Knochengewebe (Arnoczky et al. 1982; Mankin u. Friedlaender 1983; Arnoczky et al. 1986). Die Transplantation des Knochen-Band-Knochen-Präparats erscheint somit vorteilhafter, da die immunologisch nachweisbare Reaktion des Wirtsgewebes auf den transplantierten Fremdknochen bei regelrecht durchgeführter Kryopräservation keine Allgemeinreaktionen auslöst und die komplexe Zone des Knochen-Band-Übergangs mittransplantiert werden kann (Newton et al. 1990).

Keine der bislang verwendeten Bandersatzmaterialien kann als ideal gelten; ihr gemeinsamer Schwachpunkt ist ihre Unfähigkeit, die komplexe Geometrie und anatomische Struktur des VKB wiederherzustellen. Die in sich verwrungene Bandarchitektur ist für die räumlichen Veränderungen verantwortlich, denen sich das VKB in Beugung und Streckung unterzieht (Nikolaou et al. 1986a). Die trajektoriellen Verspannungszüge, die Verflechtung von Faserbündeln, die starke Ausprägung elastischer Fasersysteme (Neurath et al. 1991) und die sich abwechselnden Zonen von hyalinem und Faserknorpel am Kreuzband-Knochen-Übergang (Norwood u. Cross 1979) können von keiner Ersatzstruktur imitiert werden.

Es liegt daher nahe, ein fehlendes oder insuffizientes VKB durch ein kältekonserviertes und knochengestieltes VKB-Allotransplantat zu ersetzen.

5.2 Makroskopische Befunde

5.2.1 Kontrollkreuzbänder

Die tierexperimentell erhobenen makroskopischen Befunde unverletzter VKB von Hunden (Cabaud et al. 1980; Stouffer et al. 1983; Vasseur et al. 1987), Schafen (Kasperczyk u. Oestern 1986), Ziegen (Jackson 1988) und Rhesusaffen (Cabaud et al. 1979; Clancy et al. 1981) unterscheiden sich im wesentlichen nur durch speziesgebundene Größen wie Bandlänge und -durchmesser von den in dieser Studie erhobenen makroskopischen Befunden an Kaninchen; sie bestätigen die mitgeteilten Ergebnisse anderer Untersucher (Smith 1954; Viidik u. Lewin 1966; Viidik 1967; Skyhar et al. 1985; Reiman u. Jackson 1987; Woo et al. 1987; Ballock et al. 1989). Das VKB des Kaninchens kann damit zu Vergleichsstudien herangezogen werden.

5.2.2 Allotransplantate

Die in dieser Studie nachgewiesene endphasige Bewegungseinschränkung der operierten Kniegelenke ist auf operativ bedingte Verklebungen der Gelenkkapsel zurückzuführen und wird in keiner anderen tierexperimentelle Studie erwähnt.

Die Überprüfung der Kniegelenkstabilität in Narkose zeigte bei einem Teil der transplantierten Tiere Instabilitäten, die mit Ergüssen der operierten Gelenke verbunden waren. Das Ausmaß dieser Instabilitäten und Kniegelenkergüsse korrespondierte mit den bei der Gelenköffnung nachgewiesenen degenerativen Veränderungen, die im Untersuchungszeitraum progredient waren. Ein wesentlicher Anteil der bei dem hier gewählten Tiermodell aufgetretenen degenerativen Kniegelenkveränderungen ist daher auf die Gelenkinstabilitäten zurückzuführen. Eine immunreaktive Gelenkzerstörung kann – da keine Anti-DLA-Antigen-Studien der Synovialis der transplantierten Gelenke durchgeführt wurden – nicht mit letztendlicher Sicherheit ausgeschlossen werden, ist jedoch nach Literaturangaben nicht wahrscheinlich und wurde bislang von keinem der Untersucher berichtet, die sich mit kältekonservierten Allotransplantaten beschäftigt haben (Tomford et al. 1981; Nikolaou et al. 1986a, b; Jackson et al. 1987a, b; Stevenson

1987; Indelicato et al. 1992). Da bei diesem Tiermodell auch nach autologer VKB-Transplantation über gehäufte Kniegelenkarthrosen berichtet wird (Roth u. Kennedy 1980), ist die aus dem operativen Eingriff resultierende Kniegelenkinstabilität für die vorzeitige Kniedegeneration verantwortlich zu machen.

In dieser Studie stellt der infrapatellare Fettkörper eine wesentliche Quelle der Neovaskularisation der transplantierten Kreuzbänder dar, der sich während der ersten 12 Wochen der Einheilungs- und Umbauphase erheblich vergrößert, auf die Allotransplantate aufsteppt und über dessen Blutversorgung das VKB wieder Anschluß an das Gefäßnetz erhält. Dies ist makroskopisch und angiographisch nachweisbar (s. 5.3.2) und wird auch von anderen Untersuchern mitgeteilt (O'Donoghue et al. 1971; Marshall et al. 1979; Cabaud et al. 1980; Arnoczky et al. 1982).

Die knochengestielten Allotansplantate erfahren während ihrer Einheilungszeit wesentliche Veränderungen. Makromorphologisch erscheint das transplantierte Gewebe zwischen der 3. und 6. Woche am instabilsten; die zu diesen Zeitperioden durchgeführten Reißversuche bestätigen diese Vermutung (s. 5.5.2). Erst nach der 6. Woche scheint das Transplantat wieder in der Lage, auf Dehnung beanspruchbar zu sein. Diese in der hier vorliegenden Studie nur makroskopisch erhobenen Befunde werden durch mikroskopische Studien anderer Autoren an Autotransplantaten (Alm u. Strömberg 1974; Arnoczky et al. 1982) und Allotransplantaten (Arnoczky et al. 1986) erhärtet, wobei die Einheilungsphase der Allotransplantate mehr Zeit in Anspruch nimmt als die der Autotransplantate (Arnoczky et al. 1982, 1986). Das transplantierte Gewebe dient als Gerüst und Platzhalter für an seine Stelle einwachsendes Körpereigengewebe, während es selbst abgebaut wird. Dies erklärt auch die in dieser und in anderen Studien gefundenen Bandverlängerungen der transplantierten Kreuzbänder (Curtis et al. 1985; Ballock et al. 1989): Da das Transplantat nicht in der Lage ist, auf Dehnungsgereize adäquat zu antworten, kommt es zu einer Überdehnung und damit Verlängerung seiner Kollagenfibrillen, die in einem 2. Schritt in ihrer Verlängerung durch Körpereigenmaterial ersetzt werden. Dieses Zeitintervall zwischen Transplantation und vollständiger Transplantateinheilung ist für die Veränderungen der Materialeigenschaften der Allotransplantate verantwortlich, wie z. B. deren Elongation und vermehrte Dehnbarkeit (s. 5.5.2). Ähnliche Phänomene sind aus anderen Arbeiten bekannt, die sich mit dem autogenen und allogenen Kreuzbandersatz beschäftigen (Arnoczky et al. 1982; Shino et al. 1984).

Die Zeitdauer dieses Umbauprozesses wird in der Literatur verschieden lang angegeben; aufgrund der in dieser Studie erhobenen Befunde stimmen wir Curtis et al. (1985) und Arnoczky et al. (1986) zu, die nach allogenem Ersatz des VKB die wesentlichen Umbauprozesse nach 24 Wochen abgeschlossen sehen. Die sich daran anschließende Zeitperiode der mikromorphologischen Feinadaptationen kann aber selbst bei Autotransplantaten über 1 Jahr andauern (Ballock et al. 1989). Da jedoch keine Studie, die sich mit dem allogenen Kreuzbandersatz beschäftigt, einen Zeitraum von mehr als 12 Monaten überblickt, ist die zeitliche Ausdehnung dieser mikromorphologischen Veränderungen bei Allotransplantaten unbekannt.

Inwieweit diese tierexperimentell erhobenen Befunde auf den Menschen übertragbar sind, erscheint fraglich, da es bislang kein dem menschlichen VKB vollständig entsprechendes Versuchsmodell gibt. Zweifel sind aus mehreren Gründen angezeigt:

– Die geringen Ausmaße des Kaninchenkniegelenkes machen eine exakte Plazierung des Kreuzbandallotransplantates erheblich schwieriger als bei größeren Versuchstieren

oder als beim Menschen. So sind zum Erreichen einer physiologischen vorderen Schublade von nicht mehr als 1 mm die zu implantierenden Allotransplantate absolut isometrisch zu plazieren; dies ist selbst bei größeren Tierarten bzw. beim Menschen mit nicht unerheblichen Schwierigkeiten verbunden, wie die klinische Praxis lehrt.
- Um das Kreuzbandallotransplantat sicher ossär zu verankern, wird das Setzen eines ausreichend großen Bohrloches notwendig. Bei kleineren Tierarten fällt dieser Bohrlochdefekt erheblich mehr ins Gewicht als bei großen Versuchstieren.
- Bei der kleineren Tierspezies ist aufgrund der geringen Ausmaße des Kniegelenks und der damit verbundenen Enge der Fossa intercondylaris die Verletzungsmöglichkeit weiterer Kniebinnenstrukturen – wie z.b. der vorderen Meniskusaufhängungen oder des HKB deutlich vermehrt.
- Eine postoperative Reduktion der Kniegelenkbeweglichkeit war bei den Tieren nicht durchzuführen, die transplantierten Kreuzbänder wurden vom 1. Tag an beansprucht.
- Dem VKB von Vierfüßlern kommt eine wichtigere Rolle zu als dem der Zweifüßler, da die aus der Vierfüßigkeit sich ergebende konstante Kniegelenkstellung von 120–140° Beugung wesentlich mehr Translationskräfte im Kniegelenk verursacht als beim Menschen mit einer Knieruhestellung von 0° Beugung (Zahm 1965). So sind die VKB von Kaninchen, Schafen, Hunden und Ziegen im Größenvergleich auch kräftiger ausgeprägt als die des Menschen (Jackson et al. 1987a, b). Instabilitätsbedingte pathologische Kniegelenkbeweglichkeiten verursachen daher beim Tier in verstärktem Umfang degenerative Kniegelenkveränderungen.

5.3 Blutversorgung

5.3.1 Kontrollkreuzbänder

Die Ergebnisse unserer Untersuchungen stehen nicht vollständig in Übereinstimmung mit den Resultaten der Voruntersucher. Paatsama (1952) fand bei seinen Untersuchungen über die Gefäßversorgung der Kreuzbänder des Hundes, daß das VKB seine Blutversorgung aus der Gelenkinnenhaut der dorsalen Kniegelenkkapsel erhielt und daß die meisten Gefäße am femorodorsalen Bandansatz aufzufinden waren, wobei der Autor nur periligamentäre und keine intraligamentäre Gefäße nachweisen konnte. Im Vergleich zum VKB war das HKB vermehrt blutversorgt, dies wurde mit dessen Nähe zur dorsalen Kniegelenkkapsel erklärt.

In ihrer histologischen Arbeit hat Zahm (1965) die „Ligamenta decussata" von Hunden seriell geschnitten. Sie fand in deren synovialem Überzug kleinere Blutgefäße, die mit längsverlaufenden intrinsischen Kreuzbandgefäßen anastromosierten und deren Anzahl und Stärke zur Bandmitte hin abnahm. Die Autorin erklärt dies mit dem Verdrehen der beiden Kreuzbänder umeinander und dem dadurch verursachten erhöhten endoligamentären Druck. Über eine unterschiedliche Vaskularisation der beiden Kreuzbänder wurde nicht berichtet.

Auch Alm u. Strömberg (1974) bestätigten in ihren Untersuchungen an Hunden einen relativ hypovaskulären „Kern" der angiographierten Kreuzbänder. Sie fanden die hauptsächliche Blutzufuhr zum VKB in einer synovialen Tasche am dorsofermoralen Bandansatz, zu einem geringeren Anteil wurde das Kreuzband von einer distal des infrapatellären Fettkörpers ausgehenden ventralseitigen synovialen Tasche durch die darin verlaufenden Blutgefäße und über die synoviale tibiale Umschlagfalte ernährt. Die periligamentären Gefäße anatomosierten mit intraligamentären, längs verlaufenden feinen Arteriolen, welche die einzelnen Kollagenbündel aus abgegebenen Kapillaren versorgten. Am femoralen Bandansatz fanden die Autoren feine kapilläre Anastomosen zwischen endostealen und endoligamentären sowie zwischen periostealen- und periligamentären Gefäßen. Am tibialen Bandansatz fanden sich ebenfalls endosteal- bzw. endoligamentäre Anastomosen, jedoch in erheblich reduziertem Umfang. Gefäßbrücken zwischen Periost- und periligamentären Gefäßen fanden sich hier nicht. Insgesamt waren die proximalen Gefäße kräftiger ausgeprägt als die des tibialen Bandansatzes. Die mikroangioradiographisch gefundenen Ergebnisse konnten durch serielle histologische Untersuchungen der Autoren bestätigt werden.

Diese Ergebnisse von Alm u. Strömberg (1974) wurden durch die angiographischen Untersuchungen von Rubin u. Marshall (1976) bestätigt; die Kreuzbänder der von ihnen untersuchten Hunde zeigten alle den dichten kollagenhaltigen Kern des VKB vermindert vaskularisiert.

In seinen Injektionsstudien an Hunden beschreibt Tirgari (1978) eine Gefäßversorgung des VKB, die z. T. vom infrapatellaren Fettkörper ausgeht und die distalen 2/3 des Bandes versorgt. Das HKB fand er besser vaskularisiert als das VKB; dies deckt sich mit Beobachtungen von Pfab (1927) an Leichenkniegelenken.

Arnoczky (1983, 1985, 1987) und Arnoczky et al. (1979) haben sich intensiv mit der Blutversorgung des VKB beschäftigt. Diese Studien wurden an Hunden (1979) und am Leichenknie (1983, 1985, 1987) durchgeführt. Die tierexperimentellen Studien bestätigen die von Paatsama (1952), Zahm (1965), Alm u. Strömberg (1974) sowie Rubin u. Marshall (1976) gefundenen Ergebnisse und stellen mit den Untersuchungen von Alm u. Strömberg (1974) die bis heute ausführlichsten angiographischen tierexperimentellen Kreuzbandstudien dar.

Die Minderdurchblutung des kollagenen Kernes der von uns angiographierten vorderen (Kontroll-)Kreuzbänder war ein konstanter Befund und bestätigt die Ergebnisse der Voruntersuchter (Pfab 1927; Paatsama 1952; Zahm 1965; Alm u. Strömberg 1974; Rubin u. Marshall 1976; Tirgari 1978; Marshall et al. 1979; Resines et al. 1979; Arnoczky 1983). Ähnliche Ergebnisse konnten von anderen Autoren an der menschlichen Achilles- (Lagergren u. Lindholm 1959) und Supraspinatussehne (Rathburn u. Macnab 1970) sowie an der Sehne des Flexor digitorum superficialis beim Pferd (Strömberg 1971) erhoben werden. Die Abnahme der Gefäßdichte zur Bandmitte hin wird von Zahm (1965) mit dem Verdrehen der beiden Kreuzbänder gegeneinander und dem dadurch verursachten erhöhten endoligamentären Druck erklärt. In histologischen Serienschnitten konnte jedoch nachgewiesen werden, daß die Kreuzbandgefäße zur Mitte des Bandes hin sowohl von den ossären Insertionsstellen als auch von peripher nach zentral an Anzahl und Stärke abnehmen (Alm u. Strömberg 1974). Auch in unseren Untersuchungen ergab sich kein Hinweis auf eine druckbedingte Abnahme der Kreuzbanddurchblutung.

Ein konstantes Ergebnis war die relative Hypovaskularität des mittleren und insbesondere des distalen Banddrittels der untersuchten Kontrollkreuzbänder und bestätigt Ergebnisse der Voruntersucher (Pfab 1927; Davies u. Edwards 1948; Paatsama 1952; Zahm 1965; Alm u. Strömberg 1974; Rubin u. Marshall 1976; Marshall et al. 1979; Arnoczky 1987); ursächlich hierfür dürfte die Nähe des femoralen Bandansatzes zur dorsalen Kniegelenkkapsel und den darin verlaufenden Gefäßen sein. Der Aussage von Pfab (1927), daß je näher die Verletzungsstelle am femoralen Bandansatz liegt, desto besser die Heilungsaussicht bei einer Wiedervereinigung der Bandstümpfe sind, kann daher voll zugestimmt werden.

Tendoossäre Gefäßübergänge konnten in unseren Untersuchungen nicht nachgewiesen werden. Dies deckt sich mit den Untersuchungen von Pfab (1927), Paatsama (1952), Löffler (1964), Zahm (1956) und Scapinelli (1986). Andere Autoren konnten feine Kapillargefäße am peripheren Knochen-Band-Übergang nachweisen (Davies u. Edwards 1948; Alm u. Strömberg 1974; Arnoczky et al. 1979; Resines et al. 1979; Clancy et al. 1981; Nikolaou et al. 1986a); eine wesentliche Bedeutung zur Gefäßversorgung des VKB wird diesen Kapillargefäßen von allen Untersuchern abgesprochen. Die Avaskularität des Knochen-Band-Übergangs erklärt daher die lange Heilungsdauer nach Bandverletzungen auf dieser Höhe.

Das Synovialgewebe stellt die hauptsächliche Blutzufuhr zum VKB bei Hunden (Paatsama 1952; Zahm 1965; Alm u. Strömberg 1974; Rubin u. Marshall 1976; Tirgari 1978; Arnoczky et al. 1979), Rhesusaffen (Clancy et al 1981) und Menschen dar (Pfab 1927; Davis u. Edwards 1948; Scapinelli 1968; Arnoczky 1983, 1985, 1987). Dunlap et al. (1989) konnten bei ihren Untersuchungen mit Hunden die vollständige Unterbrechung des Blutflusses nach Entfernung des synovialen Kreuzbandüberzugs nachweisen. Neueren Untersuchungen nach sind jedoch auch nicht-vaskuläre Versorgungswege bei der Versorgung des VKB von Bedeutung. So konnte an Kaninchen und Hunden nachgewiesen werden, daß die Diffusion von Synovialflüssigkeit einen wesentlichen Anteil an der Nährstoffversorgung von Sehnen und Kreuzbändern innehat (Lundborg u. Rank 1978; Whiteside u. Sweeney 1980; Renzoni et al. 1984; Amiel et al. 1986). Ohne synovialen Überzug und den sich darin befindlichen Gefäßen sind die Kreuzbänder aber nicht lebensfähig, wie schon Pfab (1927) in seiner umfangreichen Studie zeigen konnte.

Nach Meinung einiger Untersucher ist das HKB besser vaskularisiert als das VKB, was mit dessen Nähe zur dorsalen Kniegelenkkapsel begründet wird (Pfab 1927; Paatsama 1952; Zahm 1965; Alm u. Strömberg 1974; Tirgari 1978; Arnoczky et al. 1979). Dies wird von anderen Autoren negiert (Davis u. Edwards 1948; Löffler 1964; Scapinelli 1968; Rubin u. Marshall 1976). Auch unsere Untersuchungen ergaben keinen Hinweis auf eine Minderversorgung des VKB beim Kaninchen.

Dunlap et al. (1989) konnten bei ihren Durchblutungsmessungen des menschlichen VKB dessen Minderdurchblutung nach Entfernung des Hoffa-Fettkörpers feststellen. Vaskuläre Verbindungen zwischen diesen beiden Organen konnten tierexperimentell nachgewiesen werden (Rubin u. Marshall 1976; Tirgari 1978; Arnoczky et al. 1979) und werden auch beim Menschen erwähnt (Pfab 1927). Auch unser Versuche zeigten bei den Kontrollbändern eine vaskuläre Verbindung zwischen dem VKB und dem Hoffa-Fettkörper. Dieser Befund unterstreicht die Wichtigkeit dieses Fettkörpers für die Blutversorgung des VKB; auf seine Erhaltung bei kreuzbandrekonstruktiven Maßnahmen ist daher unbedingt zu achten.

Untersuchungen über die Gefäßversorgung der Kreuzbänder beim Kaninchen sind bislang nicht bekannt, die entsprechenden Untersuchungen wurden immer an größeren Säugetieren wie Hunden (Paatsama 1952; Zahm 1965; Alm u. Strömberg 1974; Rubin u. Marshall 1976; Tirgari 1978; Arnoczky et al. 1979), Ziegen (Jackson et al. 1987a, b) oder Rhesusaffen (Clancy et al. 1981) durchgeführt. Wie diese Studie zeigt, unterscheidet sich die Blutversorgung des VKB des Kaninchens nur unwesentlich von der des Hundes. Für Studien zur Gefäßversorgung des VKB kann daher zur Verringerung von Großtierversuchen das Kaninchenmodell herangezogen werden.

5.3.2 Allotransplantate

Das Revaskularisationsgeschehen tiefgefrorener Kreuzbandallotransplantate verläuft ähnlich wie das Einheilungsverhalten autologer Kreuzbandtransplantate. Hierbei bilden der infrapatellare Fettkörper sowie die Gelenkinnenhaut eine synoviale Umhüllung des Allotarnsplantates, aus der heraus die für die Einheilung notwendigen Gefäße in das Transplantat einwachsen. Diese Einheilungsphase ist im wesentlichen nach 24 Wochen abgeschlossen, danach entsprechen die Durchblutungsverhältnisse der Allotransplantate wieder denen der Kontrollbänder (Arnoczky et al. 1982; Shino et al. 1984).

Dieses Zeitintervall und die Herkunft der hauptsächlichen Blutversorgung wird von den verschiedenen Autorengruppen, die sich mit den Fragestellungen der Kreuzbandtransplantate beschäftigen, unterschiedlich lange angegeben. Alm u. Strömberg (1974) transferierten das mittlere Patellarsehnendrittel autogen im Hundemodell und sahen nach 2 Monaten das Transplantat revaskularisiert, die initial beobachtete Hypervaskularisationsphase bildete sich nach 4–5 Monaten zurück. Die Gefäßversorgung erfolgte aus dem distal gestielt belassenen Transplantat, dem infrapatellaren Fettkörper, dem distal belassenen Kreuzbandstumpf und dem operativ zur Bandverankerung gesetzten Bohrloch am lateralen Femurkondylus. Clancy et al. (1981) ersetzten bei Rhesusaffen das VKB oder HKB durch ein autologes Lig.-patellae-Drittel und geben als Revaskularisationszeitraum 8 Wochen an; die Revaskularisierung erfolgte überwiegend aus der hinteren Kniegelenkkapsel. Amiel et al. (1986) verwandten den gleichen Versuchsaufbau am Kaninchenmodell für das VKB und sahen nach 6 Wochen das Transplantat revaskularisiert.

Die Revaskularisationszeiten tiefgefrorener Patellarsehnenallotransplantate beim Hund werden von Shino et al. (1984) mit 6 Wochen angegeben; Arnoczky et al. (1986) fanden bei gleichem Versuchsaufbau nach 4 Wochen eine reichlich vaskularisierte synoviale Manschette um ein avitales Transplantat, das erst nach 3 Monaten erste Gefäßeinsprossungen zeigte. Nikolaou et al. (1986a) fanden die Auto- und Allotransplantate nach 24 Wochen gleichermaßen revaskularisiert, Jackson et al. (1987a, b) ihre Allotransplantate nach 1 Jahr.

Die von uns festgestellten Revaskularisationszeiten der mikroangiographischen Ergebnisse stehen damit in Einklang mit den Literaturangaben. Grundsätzliche Unterschiede bezüglich des Einheilungsverhaltens zwischen Auto- und tiefgefrorenen Allotransplantaten werden in der Literatur nicht angegeben, die verschiedenen Zeitintervalle sind bedingt durch die Wahl verschiedener Versuchstierspezies, unterschiedlicher Versuchsaufbauten und -abläufe und durch die von den einzelnen Autoren nicht uniform verwendete Auslegung des Begriffs „Revaskularisation". Während bei einigen Autoren dieser Begriff synonym mit einer beginnenden (autologen) synovialen Bandumscheidung benutzt wird, verwenden andere ihn erst mit beginnender Vaskularisation des Allotransplantates selbst (Arnoczky et al. 1986).

Die Gefäßeinsprossung in unserem Versuchsaufbau erfolgte zu wesentlichen Teilen aus dem hypertrophierten infrapatellaren Fettkörper, der sich von ventral auf das Transplantat legte und nach 6 Wochen nahezu mit dem Transplantat verbacken schien, zu weiteren Teilen auch aus der neu von den proximalen und distalen Umschlagfalten eingewachsenen Synovialis, wie dies auch von anderen Autoren berichtet wird (Shino et al. 1984; Arnoczky et al. 1986; Nikolaou et al. 1986a; Jackson et al. 1987a, b). Die von Clancy et al. (1981) angegebene überwiegende Revaskularisierung des VKB aus den dorsalen Anteilen der Kniegelenkkapsel konnte bei unseren Versuchen nicht beobachtet werden.

Die von uns erhobenen Befunde unterstreichen die Wichtigkeit des infrapatellaren Fettkörpers für die Durchblutung allogener Kreuzbandtransplantate und stehen in Einklang mit tierexperimentellen Arbeiten (Alm u. Strömberg 1974; Rubin u. Marshall 1976; Arnoczky et al. 1979), die nach Exzision dieses Fettkörpers verzögerte Heilungsraten nach artifiziell gesetzten Kreuzbandverletzungen beobachteten. In klinischen Studien, in denen das Kreuzbandtransplantat mit dem infrapatellaren Fettkörper umhüllt wurde, konnten ebenfalls verbesserte Ausheilungsergebnisse nachgewiesen werden (O'Donoghue 1963; Marshall et al. 1979).

In dieser und in anderen Studien (Alm u. Strömberg 1974; Clancy et al. 1981; Arnoczky et al. 1982, 1986) wird die lange Zeitdauer deutlich, die ein transplantiertes Kreuzbandersatzgewebe zu seiner vollständigen Integration in den Kniebinnenraum benötigt. Histologische und biomechanische Untersuchungen während dieser Zeitdauer, die in der Literatur zwischen 8 und 52 Wochen angegeben wird (Amiel et al. 1986; Jackson et al. 1987a, b), belegen die anhaltenden Ab- und Umbauvorgänge der Transplantate und ihre damit bedingte verminderte Belastbarkeit (Alm u. Strömberg 1974; Chiroff 1975; Ballock et al. 1989).

5.4 Nervenversorgung

5.4.1 Kontrollkreuzbänder

In neuroanatomischen (Craig et al. 1988; Heppelmann u. Schaible 1990; Widenfalk u. Wiberg 1990) und neurophysiologischen (Boyd u. Roberts 1953; Wyke 1967; Grigg u. Hoffman 1984) Studien gelenkversorgender Nerven können sensorisch afferente und sympathische Nervenfasern nachgewiesen werden, wobei die sensorisch afferenten Fasern nochmals in 2 Gruppen zu unterteilen sind: in schnell leitende mechanorezeptive A-Fasern und nozizeptive C-Fasern.

Die Dreiteilung der nervalen Versorgung artikulärer Strukturen läßt sich auch neurochemisch aufzeigen, da jede der 3 Gruppen aus neurochemisch differenten Nervenfasern besteht, die durch ihre immunhistochemischen Reaktionen mit einem jeweils fasertypischen Neuroprotein nachgewiesen werden können. Diese neurochemischen Unterschiede entsprechen im wesentlichen den differenten Funktionsbereichen der einzelnen Nervenfasern. Entsprechend dieser Dreiteilung lassen sich in unseren Experimenten im VKB 3 neurochemisch unterschiedliche Nervenfasern aufzeigen: Fasern, in denen mit immunhistochemischen Methoden TH, Substanz P und Neurofilament nachgewiesen werden kann.

Die sympathische Innervation des Kniegelenkes dient v. a. der Vasokonstriktion (Cobbold u. Lewis 1956; Sato u. Schaible 1987); eine Zusatzfunktion bei der Pathogenese artikulärer Erkrankungen wird vermutet (Levine et al. 1986; Coderre et al. 1989). Wie die meisten postsynaptischen sympathischen Neurone verwenden auch diese Nervenzellen Noradrenalin als Neurotransmitter. Axone dieser Nervenzellen können immunhistochemisch durch die Reaktion von Antiseren gegen eines der wesentlichen Enzyme der Noradrenalinsynthese, nämlich TH, kenntlich gemacht werden. Wir betrachten deshalb die von uns im VKB aufgefundenen TH-immunreaktiven Nervenfasern als sympathische noradrenerge Vasokonstriktoren.

Mechanorezeptive A-Fasern niedriger Hemmschwelle sind myelinisierte Nervenfasern mit relativ großem Faserdurchmesser. Es gibt Hinweise darauf, daß der Axondurchmesser vom neurofilamentären Anteil dieser Nervenfasern abhängt und daß ihre Myelinisation durch die Axonengröße ausgelöst wird (Cleveland u. Hoffman 1991). Dementsprechend sollte eine nachzuweisende Neurofilamentimmunreaktivität in schnell leitenden myelinisierten A-Fasern aufzufinden sein. Dies konnte kürzlich tierexperimentell (Fromm et al., unveröffentlichte Ergebnisse) und im menschlichen Karotiskörperchen nachgewiesen werden, wo eine Immunreaktivität gegen neurofilamentäres Protein ausschließlich in A-Faser-Chemorezeptoren aufzufinden war, bei deren völligem Fehlen in sensorischen C-Fasern und in sympathischen Axonen (Kummer u. Habeck 1994). Für Mechanorezeptoren konnte diese Neurofilamentimmunreaktivität in Ruffini-ähnlichen Körperchen des Lig. periodontoideum nachgewiesen werden (Sato et al. 1989), und in einer aktuellen Arbeit konnten Krauspe et al. (1992) aus Mechanorezeptoren mit myelinisierten Axonen Antworten auf Dehnungsreize aus den VKB anästesierter Katzen ableiten. Sensorische Afferenzen aus unseren Ergebnissen stehen in Übereinstimmung mit diesen Berichten; die von uns nachgewiesenen neurofilamenthaltigen Axone des VKB zeigten alle einen relativ großen Faserdurchmesser und endeten zumindest teilweise an Ruffini-Körperchen.

Die Funktion der Ruffini-Körperchen in Gelenkkapseln wurde von mehreren Autoren untersucht; hierbei wurde übereinstimmend festgestellt, daß es sich bei den Ruffini-Körperchen um langsam adaptierende Dehnungsrezeptoren handelt (Boyd u. Roberts 1953; McCloskey 1978; Grigg u. Hoffman 1984). Die morphologischen Übereinstimmungen zwischen den im VKB gefundenen Ruffini-Körperchen und denen der Gelenkkapsel lassen eine gemeinsame Funktion vermuten (Halata u. Haus 1989). Die von uns gefundenen Neurofilament-immunreaktiven Nervenfasern des VKB betrachten wir als Teil des Mechanorezeptorsystems.

Die Substanz P ist ein Neurpeptid, welches als Entzündungsmediator in einer Vielzahl sensorischer C-Nervenfasern enthalten ist, die zumindest teilweise der Schmerzübermittlung dienen. In einer kürzlich veröffentlichten Studie an Katzen konnten diese Nervenfasern retrograd von den Kniegelenknerven bis in die lumbalen Hinterhornganglien verfolgt werden (Hanesch et al. 1991). Elektronenoptische Studien an mit Calcitonin-Gen verwandten Peptid-immunreaktiven Axonen des Kiefergelenks der Ratte [einem Neuropeptid, das zusammen mit Substanz P in den gleichen primären afferenten Axonen gespeichert wird (Wiesenfeld-Hallin et al. 1984; Gibbins et al. 1985)] zeigten diese Nervenfasern unmyelinisiert (Ichikawa et al. 1990). Wir halten daher in Übereinstimmung mit den zuvor zitierten Autoren die von uns nachgewiesenen Substanz-P-immunreaktiven Nervenfasern für sensorische C-Fasern. Sie können den nichtmyelinisierten freien Nervenendigungen entsprechen, die in konventionellen elektronenoptischen Untersuchungen im menschlichen VKB nachgewiesen wurden (Halata u. Haus 1989). Die von uns aufgezeigte relative Nähe dieser Fasern zur Synovialmembran deckt sich mit Beobachtungen von Yaksh (1988), der nachweisen konnten, daß größere Mengen an Substanz P von Nervenendigungen in die Synovialflüssigkeit abgegeben werden.

Zusammenfassend können wir die 3 Arten von Nervenfasern, die im Verbund Gelenke innervieren, immunhistochemisch auftrennen und jede der 3 Faserarten im VKB des Kaninchens nachweisen, wobei jeder ein ihr eigenes Verteilungsmuster zukommt.

5.4.2 Allotransplantate

Die Zellkörper der das Kniegelenk innervierenden Nervenzellen liegen in den paravertebralen sympathischen Grenzsträngen und den Spinalganglien (Craig et al. 1988; Heppelmann u. Schaible 1990; Hanesch et al. 1991). Die von uns transplantierten VKB enthielten damit nur noch abgetrennte terminale Axone, die der Waller-Degeneration unterworfen waren. Diese Umbauvorgänge beinhalten den Abbau der Myelinscheide und des Achsenzylinders, beginnen Stunden nach Abtrennung des distalen Abschnitts vom Perikaryon und sind nach 14 Tagen im wesentlichen abgeschlossen (Morris et al. 1972). Alle Nervenfasern, die wir innerhalb des Transplantates nachgewiesen haben, stammen daher vom Wirtsgewebe und stellen axonale Aussprossungen wirtseigener neuraler Zellkörper dar.

Die ersten Nervenfasern, die in dem das transplantierte Kreuzband umhüllenden kollagenen Bindegewebe nachweisbar waren, konnten 6 bzw. 12 Wochen nach erfolgter Transplantation gefunden werden, die ersten Endaufzweigungen nach 24 Wochen. Da mindestens 3 neurochemisch und funktionell unterschiedliche Nervenfasern ein gesundes VKB innervieren, war es notwendig festzustellen, welche dieser 3 Faserarten das transplantierte Band reinnervierten. Nach unseren immunhistochemischen Ergebnissen sind alle 3 von uns auch im gesunden nachgewiesenen Nervenfaserarten in der Lage, in das allotransplantierte Kreuzband einzuwachsen, sich dort aufzuzweigen und an der nervalen Versorgung des transplantierten VKB zu beteiligen. Das transplantierte VKB wird nach unseren Untersuchungen nach einer Latenzzeit von mindestens 6 Wochen von sympathischen, schnell leitenden mechanorezeptiven A-Fasern und langsam leitenden, sensorisch afferenten C-Fasern neu innerviert.

Der anatomisch geführte Nachweis neu eingewachsener Nervenfasern muß jedoch nicht notwendigerweise bedeuten, daß damit auch die normale neurale Funktion des VKB wiederhergestellt ist. Insbesondere für die Neurofilament-immunreaktiven Axone, welche unter Normalbedingungen mechanorezeptive Funktionen innehaben, sind 2 wesentliche Fragen noch nicht geklärt:

– Inwieweit kann die neu ausgebildete Endaufzweigung wieder mechanorezeptive Funktionen aufnehmen?
– Ist der Zellkörper des in das allogen transplantierte Band eingewachsenen Axons im Rückenmark entsprechend verschaltet, so daß die für das VKB physiologischen Reflexe wieder ausgelöst werden können?

Beide Fragen sind im Rahmen der hier vorliegenden morphologischen Studie nicht zu beantworten. Es ist jedoch anzunehmen, daß das transplantierte VKB über Nerven seiner unmittelbaren Nähe, d.h. über artikuläre Nerven, wieder Anschluß an höherliegende sensorische Nervenzellen erhält und sich damit wieder an kreuzbandtypischen Reflexmustern beteiligen kann.

Die mechanorezeptiven Eigenschaften der hier nachgewiesenen, neu eingewachsenen sensorisch afferenten Nervenbahnen sind aber auch wesentlich von ihrer nächsten Umgebung und den mechanischen Eigenschaften des das Axon umgebenden Bindegewebes abhängig. In dieser Hinsicht differieren die allogenen Kreuzbandtransplantate von den gesunden Kontrollbändern; spezialisierte Endorgane wie Ruffini- oder Pacini-Körperchen konnten in den allotransplantaten nicht aufgefunden werden, deren bindegeweblicher Kern histomorphologisch aufgequollener und lockerer erschien als der der gesunden Kontrollkreuzbänder. Es ist somit wahrscheinlich, daß abzuleitende Nervenimpulse aus sensorisch afferenten Fasern der allogen transplantierten Kreuzbänder ein unterschiedliches Signalmuster zu gesunden Kontrollbänder aufweisen; dies kann jedoch nur durch entsprechende elektrophysiologische Untersuchungen geklärt werden.

Zusammenfassend sind all 3 neurochemisch definierten Nervenfasern, die in den Kontrollkreuzbändern aufzufinden sind, auch im transplantierten Kreuzband nachzuweisen; sie sind jedoch mit einer Latenzzeit von 6 bzw. 12 Wochen nachweisbar. Eine nervale Regeneration der Allotransplantate ist damit gesichert und nicht nur auf eine einzelne Nervenfaserart limitiert. Eine zumindest teilweise Wiederherstellung neuronaler Funktionen der allogen transplantierten VKB ist damit wahrscheinlich, bedarf jedoch weitgehender elektrophysiologischer Untersuchungen.

5.5 Reißversuche

5.5.1 Kontrollkreuzbänder

Die in dieser Arbeit gewählten Parameter zur Bestimmung der biomechanischen Belastbarkeit der Knochen-Kreuzband-Knochen-Präparate sind die Reißfestigkeit, die Reißdehnung, die Steifigkeit und der initial progressive Abschnitt („toe region") der Kraft-Dehnungs-Kurven. Während in früheren biomechanischen Studien das Hauptaugenmerk auf die Reißfestigkeit und die Reißdehnung der Bandstruktur gelegt wurde (Smith 1954; Emery u. Rostrup 1960), konnten neuere Studien aufzeigen, daß neben diesen beiden Parametern auch die Steifigkeit im linear-elastischen Bereich sowie der initial progressiven Kurvenabschnitt sensible Parameter zur Beurteilung des Bandverhaltens innerhalb seiner physiologischen Belastungsgrenzen darstellen (Abrahams 1967; Nachemson u. Evans 1968; Noyes et al. 1974; Woo et al. 1987; Butler 1989b; Woo u. Adams 1990). In Übereinstimmung mit Literaturangaben wurde bei dem von uns gewählten Tiermodell auf die Errechnung von Spannungs-Dehnungs-Diagrammen aus den experimentell bestimmten Reißkraft-Reißdehnungs-Kurven verzichtet, da die anatomischen Gegebenheiten eine exakte Bestimmung der Ausgangslänge und des unbelasteten Bandquerschnitts der untersuchten VKB nicht zulassen (Viidik et al. 1965; Viidik u. Lewin 1966; Woo et al. 1987; Ballock et al. 1989).

Die in der Literatur angegebenen maximalen Reißkraftwerte gesunder VKB des Kaninchens betragen zwischen 133 und 335 N (Smith 1954; Viidik et al. 1965; Goldberg et al. 1982; Woo et al. 1987); sie stehen bei vergleichbaren Reißgeschwindigkeiten im Einklang mit den hier vorliegenden Werten. Auch die Werte des initial progressiven Kurvenabschnitts („toe region") der Kraft-Dehnungs-Diagramme und der linearen Steifigkeit der Kontrollbänder entsprechen Literaturangaben (Viidik et al. 1965; Woo et al. 1987; Ballock et al. 1989).

Mehrere Studien konnten einen Zusammenhang zwischen Skelettreife und den biomechanischen Eigenschaften von Bändern bzw. Sehnen und Sehneninsertionen nachweisen (Noyes et al. 1974b; Morein et al. 1978; Nathan et al. 1978; Haut 1983; Woo et al. 1990). Hierin wurden altersabhängige Größenveränderungen der Reißkraft, Reißdehnung und der Steifigkeit festgestellt, die bis zur Skelettreife zunehmen und sich bis zur Senilität nicht mehr verändern. Diese Größenzunahme ist im Tierexperiment innerhalb der ersten Lebenswochen und -monate am größten (Tipton et al. 1978). Woo et al. (1990) berichten über Veränderungen der strukturellen und mechanischen Eigenschaften des medialen Seitenbandkomplexes weißer Neuseelandkaninchen. Sie stellten fest, daß sich die strukturellen Eigenschaften des Knochen-Band-Knochen-Komplexes innerhalb der ersten 7 Monate wesentlich verändern, ab dann aber konstant blieben. Die mechanischen Bandeigenschaften zeigten eine frühe Bindegewebereife mit 6–7 Monaten mit deutlichen Zunahmen der Reißkraft- und Reißdehnungswerte, ab dann zeigten die Spannungs-Dehnungs-Kurven keine wesentlichen Unterschiede zu denen der erwachsenen Tiere mehr; dies korreliert mit dem Verschluß der Epiphysenfugen der Tiere. Unsere Tiere waren bei Bandentnahme zwischen 4 und 5 Monate, und bei der Durchführung der Reißversuche zwischen 5 und 10 Monate alt.

Die Ergebnisse der Reißkraft- und Reißdehnungswerte unserer Kontrolltiere bestätigen die von Woo et al. (1990) am medialen Seitenband erhobenen Befunde. Die Reißkraftwerte der 4 Kontrollgruppen nahmen über die Dauer des Untersuchungszeitraums kontinuierlich zu, sie betrugen bei den 3-Wochen-Tieren 57,8% der 24-Wochen-Tiere. Eine Plateaubildung der Zuwachsraten der Reißversuchsergebnisse konnte bei unserem Versuchsaufbau nicht beobachtet werden, auch nach dem 7. Lebensmonat zeigten die Tiere eine – wenn auch geringe – Größenzunahme der Reißfestigkeitswerte im Vergleich zu den 3-, 6- und 12-Wochen-Tieren. Eine mögliche Erklärung liegt in der kompensatorischen Hypertrophie der Bindegewebestrukturen des gesunden Beins während des Einheilungsvorganges des kontralateral implantierten Kreuzbandes im Sinne des Wolff-Gesetzes, der nach der 12. postoperativen Woche noch nicht abgeschlossen ist. Auch waren die 24-Wochen-Tiere schwerer als die 12-Wochen-Tiere, so daß ein weiteres Wachstum der Tiere (und damit auch des VKB) anzunehmen ist. Hierbei wurde jedoch nicht zwischen Wachstum und Adipositas differenziert; die Tiere waren in ihren Käfigen bewegungseingeschränkt und erhielten Futter ad libitum. Die Untersuchung der distalen Femur- und der proximalen Tibiaepiphysen dieser Reißversuchspräparate zeigte die Epiphysenfugen in allen Fällen geschlossen.

Die Art des Versagens von Knochen-Band-Knochen-Präparaten ist ein weiterer Parameter, der durch die Skelettreife der untersuchten Tiere bestimmt wird (Noyes u. Grood 1976; Haut 1983). An proximal und distal knochengestielten medialen Seitenbandpräparaten von Kaninchen konnten Woo et al. (1986) ein altersabhängig differentes Bandversagen aufzeigen: Während bei jugendlichen Tieren mit noch offenen Epiphysenfugen das Seitenband mit einem tibialen Knochenstück ossär ausriß, zerriß das mediale Seitenband bei Tieren, die älter als 1 Jahr waren, immer interligamentär. Als Erklärung wird die Nähe des tibialen Bandansatzes zur proximalen Wachstumsfuge des Schienbeins genannt.

Dieses am medialen Seitenband erhobenen Ergebnis kann durch die hier vorliegenden Untersuchungen am VKB bestätigt werden. Wir fanden bei den Reißversuchen der 3- und 6-Wochen-Tiere vermehrt tibiale Bandausrisse, die bei den 12-Wochen-Tieren selten und bei den 24-Wochen-Tieren nicht mehr auftraten. Diese Wachstumsfugen scheinen bei jüngeren, gerade ausgewachsenen Tieren noch eine biomechanische Schwachstelle darzustellen.

Die Veränderungen der Reißlänge der Kontrolltiere verliefen parallel zu denen der Reißfestigkeitswerte: Auch hier zeigen unsere Ergebnisse eine kontinuierliche Progression von den 3- bis zu den 24-Wochen-Tieren und korrelieren mit der zunehmenden Größe und dem zunehmendem Körpergewicht der Tiere. Sie entsprechen den Ergebnissen anderer Forschungsgruppen (Morein et al. 1978; Haut 1983), die eine graduelle Zunahme biomechanischer Parameter bis ins Erwachsenenalter der Tiere feststellen. Erst im Alter nehmen die entsprechenden Werte wieder ab (Noyes u. Grood 1976; Woo et al. 1990).

Korrespondierend zur Zunahme der Reißkraft und Reißlänge stieg auch die aus beiden Größen errechnete Steifigkeit im Untersuchungszeitraum, dies entspricht der bis zum Wachstumsabschluß abnehmenden Gewebeelastizität der Kreuzbänder der Tiere (Tipton et al. 1978; Woo et al. 1990).

Die Bewertung des initial progressiven Kurvenabschnitts („toe region") der Kraft-Dehnungs-Kurve stellt einen sensiblen Parameter zur Beurteilung der Bandqualität sowohl der operierten als auch der Kontrollkreuzbänder dar (Abrahams 1967; Frank et al. 1983). Dieser Kurvenabschnitt entspricht dem wellig entspannten Zustand der Kollagenfasern, bevor die Fasern durch Zug parallel orientiert werden (Noyes et al. 1974a). Eine ausgedehnte „toe region" deutet auf eine gering parallel ausgerichtete Kollagenstruktur und damit auf eine verminderte Bandqualität hin, da die Kollagenfibrillen des Bandes nicht längsparallel zwischen Femur und Tibia aufgespannt sind und somit auf Dehnungsreize nicht adäquat antworten können (Nachemson u. Evans 1968). Die „toe region" der Kontrolltiere betrug zwischen 0,61 und 0,72 mm der Initialdehnung und veränderte sich im Untersuchungszeitraum nur unwesentlich; sie zeigte damit als einziger der von uns bestimmten Parameter keine richtungsweisende Veränderung während der Wachstumsphase der Tiere. Bei den einzelnen Tieren fiel die positive Korrelation zwischen maximaler Reißkraft und der „toe region" auf; eine mögliche Erklärung liegt in der größeren Distanz, die bei großen Bandquerschnitten (mit entsprechend vielen Kollagenfibrillen und hohen Reißkraftwerten) zur Parallelausrichtung der Kollagenfasern benötigt wird (Frisen et al. 1969; Akeson et al. 1985).

5.5.2 Allotransplantate

Biomechanische Studien zum allogenen Ersatz des VKB sind selten; hierbei würde v. a. Kreuzbandersatzgewebe wie verschiedene Beugesehnen (Webster u. Werner 1983), Fascia lata (Curtis et al. 1985) oder Patellarsehnenanteile (Shino et al. 1984) verwendet.

Über biomechanische Ergebnisse gefriergetrockneter Kreuzbandallotransplantate berichten Jackson et al. (1987a, b), und erst 2 biomechanische Studien sind zum Ersatz des VKB durch kältekonservierte VKB-Allotransplantate erschienen (Nikolaou et al. 1986a, b; Vasseur et al. 1987).

Die Arbeitsgruppen um Nikolaou (1986a) berichtet über Langzeitergebnisse allogen und autogen transplantierter VKB an Hunden. Ihre biomechanischen Untersuchungen zeigen 8 Wochen nach Allotransplantation eine maximale Reißfestigkeit der Kreuzbänder von 49,7% im Vergleich zur gesunden Gegenseite, die auf 89,5% nach 36 Wochen zunimmt. Die Steifigkeit der Allotransplantate betrug nach 8 Wochen 96,6%, nach 36 Wochen 89,7% der Kontrollen. Für die Autotransplantate wurden Reißfestigkeitswerte von 46,2 bzw. 87,3% angegeben; die ermittelten Steifigkeiten betrugen 84 und 101%. Degenerative Gelenkveränderungen wurden nicht beobachtet. Die ermittelten Reißkraftwerte der gesunden Kontrollen lagen wesentlich niedriger als die anderer Arbeitsgruppen (Butler et al. 1983; Figgie et al. 1986; Yoshiya et al. 1986).

Vasseur et al. (1987) verwenden den gleichen Versuchsaufbau bei gleichem Tiermodell, berichten aber über schlechtere Ergebnisse. Die Reißversuche wurden nach 36 Wochen durchgeführt und erreichten bei den Autotransplantaten 10% und bei den Allotransplantaten 14% der Reißfestigkeit der gesunden Gegenseite. Die Steifigkeit der Allotransplantate betrug 13,61%, die der Autotransplantate 19,99%. 3 der 6 Allotransplantatempfänger entwickelten eine Kniegelenkarthrose mit Pannusformatin.

Unterschiedliche Ergebnisse biomechanischer Untersuchungen werden auch von anderen Untersuchern angegeben. So betragen die in der Literatur angegebenen maximalen Reißkraftwerte autolog transplantierter mittlerer Patellarsehnendrittel bzw. des Tractus iliotibialis 15–50% der gesunden Gegenseite (Ryan u. Drompp 1966; O'Donoghue et al. 1971; Clancy et al. 1981; Butler et al. 1983; Ballock et al. 1989), und bei den Allotransplantaten erreichen gefriergetrocknete Kreuzbandtransplantate bei Ziegen 25% nach 52 Wochen (Jackson et al. 1987a, b), gefriergetrocknete Fascia-lata-Transplantate bei Hunden 67% nach 24 Wochen (Curtis et al. 1985).

Die Reißkraftergebnisse unserer allogen-kältekonservierten Kreuzbandtransplantate erreichen nach 3 Wochen 20,09% der gesunden Gegenseite und steigen im Untersuchungsintervall kontinuierlich bis zur 24. Woche auf 56,64% an.

Andere Autorengruppen gelangen zu differenten Reißkraftwerten im zeitlichen Abstand ihrer Experimente. Curtis et al. (1985) finden bei ihren gefriergetrockneten Fascia-lata-Allotransplantaten nach 3 Wochen höhere Reißkraftwerte als bei den Kontrollen; die Reißfestigkeit der Transplantate nimmt dann bis zur 6. Woche rapide ab, um bis zur 24. Woche wieder auf die Hälfte des Initialwerts anzusteigen. Shino et al. (1984) finden bei Untersuchungen an allogen-kältekonservierten Patellarsehnen keinen signifikanten Unterschied zwischen den Reißkraftergebnissen der 30- und der 52-Wochen-Tiere, und Nikolaou et al. (1986a) stellen einen Abfall der Werte in der 16. und 24. Woche um etwa 1/3 bei gleichzeitigem Abfall der Kontrollwerte um denselben Faktor fest.

Die Ergebnisse unserer Reißkraftuntersuchungen zeigen das Allotransplantat am schwächsten bei der 3-Wochen-Kontrolle; die Ergebnisse der 6-Wochen-Kontrollen erreichen das Doppelte der 3-Wochen-Tiere, um dann langsamer anzusteigen. Eine mögliche Erklärung für das Ansteigen der Reißkraftwerte im Untersuchungszeitraum liegt in der Wahl unseres Tiermodells: Im Gegensatz zu den zuvor zitierten Untersuchern (Curtis et al. 1985; Nikolaou et al. 1986a, b: Hunde; Jackson et al. 1987a, b: Ziegen) haben wir ein Tiermodell gewählt, bei dem der Umbau von allogenen in Körpereigengewebe („one by one replacement", Klein u. Lewis 1972) rascher eintritt als bei größeren Versuchstieren. Mit dem 3-Wochen-Zeitraum wurde damit die „vulnerable Phase" des Einheilungsvorgangs getroffen (Cordrey et al. 1963; Andreeff 1967).

Nach Literaturangaben ist die Größe der maximalen Reißkraft des Femur-Kreuzband-Tibia-Komplexes abhängig von der Richtung der auf das Präparat einwirkenden Kraft und von der Winkelstellung des Kniegelenks (Figgie et al. 1986; Woo et al. 1987). Höchste Reißfestigkeitswerte ergeben sich bei einer Zugrichtung im Längsverlauf des VKB. Wird das Knochen-Band-Knochen-Präparat jedoch entlang der Tibiaachse belastet, so erreichen die entsprechenden Werte nur 27–51% derjenigen, die bei Reißversuchen mit Zugrichtung im Längsverlauf der Kreuzbandachse gefunden werden (Woo et al. 1987). Da bei unseren Reißversuchen der Femur-Kreuzband-Tibia-Komplex entlang der Kreuzbandachse belastet wurde, wären nach diesen Angaben die von uns ermittelten Werte entsprechend geringer anzusetzen.

In Versuchen mit dem autologen mittleren Patellersehnendrittel an Hunden konnte nachgewiesen werden, daß sich die strukturellen Eigenschaften des Ersatzmaterials schneller verbessern als die materiellen, da das transplantierte Gewebe eher an Durchmesser als an Reißfestigkeit zunimmt (Butler et al. 1983; Hulse et al. 1983; Amiel et al. 1986). Auch durch die Verwendung eines gefäßgestielten Transplantates (Butler et al. 1989b) konnten die materiellen Schwächen des Transplantates nicht verbessert werden. Die schnellere Verbesserung der strukturellen Eigenschaften im Gegensatz zu den mechanischen Eigenschaften des Ersatzmaterials deutet auf eine verringerte Gewebsqualität hin, da zur Verbesserung der biomechanischen Eigenschaften vom Körper „Quantität statt Qualität" gebildet wird.

Auch bei unseren Versuchen war eine Zunahme des Transplantatdurchmessers auffällig; sie wurde aber nicht gemessen, da das Tansplantat fest mit dem infrapatellaren Fettkörper verbunden war und jede Abtrennung einen artifiziellen Banddurchmesser zur Folge gehabt hätte. Doch im Gegensatz zu Amiel et al. (1986), die beim autologen Ersatz des VKB am Kaninchen die Vermehrung des Bandquerschnittes nur bis zur 6. Woche beobachteten, war dieser in unseren Untersuchungen bis in die 24. Woche vorhanden. Ursächlich hierfür dürfte die im Vergleich zu Autotransplantaten langsamere Ein- und Umbauphase der Allotransplantate sein (Arnoczky et al. 1986).

Die transplantierten VKB zeigten eine vermehrte Zunahme der Dehnungswerte im Vergleich zu den Kontrollen; dies deutet auf eine geringere Parallelausrichtung der Kollagenfibrillen der Transplantate hin. Rein narbige Umbauprozesse zeigen zunächst eine vermehrte Dehnungsfähigkeit, die mit der spontanen Schrumpfung der Narbe zunächst abnimmt, um unter Belastung wieder zuzunehmen (Rudolph 1980; Frank et al. 1983). In unseren Ergebnissen ist eine Schrumpfung mit anschließend erneuter Längenzunahme nicht zu beobachten, so daß von einem teils narbigen, teils ligamentären Einbauverhalten der Transplantate ausgegangen werden muß. Über ähnliche Ergebnisse berichten andere Untersucher mit Autotransplantaten (Cabaud et al. 1980; Amiel et al. 1986). Mit radioaktiven Techniken konnten Klein u. Lewis (1972) an allogen transplantierten Achillessehnen nachweisen, daß die alte, reife Kollagenstruktur der Transplantate vollständig durch neues, biologisch minderwertiges, unreifes Kollagen ersetzt wird. Auch bei autologen Transplantaten wird ein derartiger Umbau angenommen (Grood et al. 1985), jedoch nicht in einem Umfang wie bei Allotransplantaten. Die daraus resultierende wesentliche Schwächung der Allo- oder Autotransplantate wird generell bestätigt (Cordrey et al. 1963; Webster u. Werner 1983; Curtis et al. 1985; Sabiston et al. 1988; Ballock et al. 1989).

Die Ergebnisse der Steifigkeit der Allotransplantate steigen im Untersuchungsintervall von 40,11% der Kontrollen nach 3 Wochen auf 64,5% nach 24 Wochen an. Auch hier differieren die in der Literatur angegebenen Werte erheblich. Die von Vasseur et al. (1987) für ihre Allotransplantate angegebenen Werte betragen zwischen 12,5 und 75%, die von Nikolaou et al. (1986a) zwischen 96,6 und 98,2% der Kontrollen. Ursächlich für diese Diskrepanz sind die unterschiedlichen Reißkraftwerte der Kontrollkniegelenke der Autorengruppen. Eine andere Studie gibt bei allogen transplantierter Fascia lata als Jahresergebnis Steifigkeitswerte von 34,7% der Kontrollen an (Jackson et al. 1987a, b), entsprechende Ergebnisse autolog transplantierter Patellarsehnendrittel betragen bei Kaninchen 15–24% (Ballock et al. 1989), bei Affen 24–57% (Butler 1989a, b).

Mit dem Parameter „Steifigkeit" wird die Widerstandsfähigkeit des Allotransplantates gegen niedrige Kräfte im linear elastischen Bereich der Kraft-Dehnungs-Kurven gemessen, also gegen die in vivo tagtäglich entstehenden Bandbeanspruchungen. Die Steifigkeit ist v. a. von lokalen Veränderungen im Band, von seinen „Schwachstellen", abhängig, wie sie typischerweise lokalisierte Nekroseherde, die Knochen-Band-Verankerung oder auch die frühe Kollagenumbauphase darstellen (Butler 1989a, b). Mit der Bestimmung der Reißkraft wird ermittelt, wie sich das Band bei plötzlichen traumatischen Belastungen (in vivo: bei Unfällen) verhält. Bei der Beurteilung dieses Parameters für das Einheilungsverhalten von Bandstrukturen erscheint es wichtig festzuhalten, daß ein biologisches System keine Kontrolle über sein Gewebeversagen hat; über die Gewebesteifigkeit kann ein Körper jedoch Einfluß ausüben, da sie neurogene Kontrollmechanismen beeinflußt. In dieser und in anderen Studien erreichen die Steifigkeitswerte der untersuchten Bandstrukturen eher Normwerte als die entsprechenden Werte der maximalen Reißkraft (Hirsch 1974; Gelberman et al. 1980; Grood et al. 1985). Die Bewertung der Steifigkeit der transplantierten Kreuzbänder scheint deshalb von größerer Wichtigkeit zu sein als die Angabe der maximalen Reißfestigkeit, insbesondere da sie unter physiologischer Belastung nicht erreicht wird.

Alle von uns untersuchten Allotransplantate zeigten bei den Reißversuchen Rupturen im interligamentären Bereich. Dies deckt sich mit Literaturangaben und spiegelt die geringere mechanische Stabilität der Transplantate im Vergleich zu den Kontrollen, bei denen ein altersabhängig differentes Reißverhalten auftritt (Vasseur et al. 1987; Woo et al. 1990, s. 5.2.1).

Der initial progressive Verlauf der Reißkraft-Reißdehnungs-Kurve („toe region") der Allotransplantate war im Untersuchungszeitraum kleiner als der der Kontrollgelenke, korrelierte positiv mit der Größenzunahme der Reißkraft und -länge sowie der Steifigkeit, und näherte sich im Untersuchungsintervall den Werten der Kontrolltiere mehr und mehr an. Kurz nach Allotransplantation scheint somit die Gewebeelastizität der Kreuzbänder am geringsten zu sein. Im weiteren Untersuchungszeitraum kommt es dann durch zunehmende Umbauvorgänge im Band zu einer allmählichen Annäherung der Werte an die der Kontrolltiere, die nach 24 Wochen beim allotransplantierten Kaninchen noch nicht erreicht sind. Auffällig ist, daß der gemessene Parameter „toe region" von allen biomechanischen Werten am ehesten wieder den Kontrollwerten entsprach, die maximale Reißkraft am wenigsten. Da jedoch ein Band physiologischerweise nicht bis zur maximalen Reißkraft belastet wird, deuten die Werte der „toe region" auf eine Bandfunktion nahe der Norm im physiologischen Belastungsbereich nach 24 Wochen hin. Dieses interessante Ergebnis kann durch Literaturangaben nicht bestätigt werden, da keine Veröffentlichungen über das Anwachsen der „toe region" auf Normalwerte vorliegen. Da ein Band physiologischerweise nur im linear elastischen Bereich belastet wird, bedeutet dies eine schnellere volle Bandbelastbarkeit, als bislang angenommen. Hierbei gilt jedoch zu bedenken, daß die Steifigkeit der von uns transplantierten Bänder im linear elastischen Bereich auch nach 24 Wochen erst knapp 2/3 der gesunden Kontrollen erreicht.

Obwohl viele klinische Studien gute funktionelle Ergebnisse nach Kreuzbandersatzoperationen zeigen, sind die biomechanischen Ergebnisse entsprechender tierexperimenteller Arbeiten schlecht (Clancy et al. 1981; Butler et al. 1983; Shino et al. 1984; Vasseur et al. 1987; Ballock et al. 1989). Die geringe Gelenkgröße beim Tier und die damit verbundene chirurgische Problematik, die unterschiedliche Kniegelenkkinetik und -kinematik, unkontrollierte Bewegungen in der Nachbehandlung oder die nicht durchführbare postoperative Rehabilitation sind einige der dafür verantwortlichen Faktoren. Aufgrund unserer Erfahrungen raten wir zur Wahl einer größeren Tierspezies (z.B. Schaf), wenn biomechanische Untersuchungen des transplantierten VKB im Vordergrund stehen.

6 Zusammenfassung

Zielsetzung dieser Arbeit war die Untersuchung des Einheilungsverhaltens und der Nervenneuversorgung allogen transplantierter VKB im Rahmen einer tierexperimentellen Studie. Als Versuchstier wurde das weiße Neuseelandkaninchen gewählt, das allogene VKB wurde steril als Knochen-Kreuzband-Knochen-Einheit dem Spendertier entnommen, über 72 h bei -96 °C kryokonserviert, dann transkondylär und an der anteromedialen Tibiametaphyse mit Stahldrahtverankerungen fixiert. Der Nachuntersuchungszeitraum betrug 3, 6, 12, 24, 36 und 52 Wochen; als Kontrolle diente jeweils das kontralaterale nichtoperierte VKB eines jeden Tieres.

Das Einheilungsverhalten der Allotransplantate wurde makroskopisch und über die Gefäßneuversorgung untersucht, die Überprüfung der biomechanischen Belastbarkeit erfolgte durch Reißversuche. Besondere Aufmerksamkeit wurde der Nervenneuversorgung der Allotransplantate gewidmet, hierbei stand die Untersuchung sensorisch afferenter Nervenfasern im Vordergrund.

Die Untersuchung der Gefäßneuversorgung erfolgte mittels vaskulärer Injektionstechniken im Aufsichtsmikroskop und in seriellen Kryomikrotomschnitten, ihre Auswertung wurde qualitativ nach Anzahl und lokalem Verteilungsmuster der dargestellten Gefäße erhoben.

Bei den Reißversuchen wurden die experimentell gefundenen Parameter Reißkraft und Reißlänge, die aus beiden Werten errechnete Steifigkeit und der initial progressive Kurvenabschnitt der Kraft-Dehnungs-Kurven („toe region") der Allotransplantate und der Kontrollbänder statistisch ausgewertet. Die Ergebnisse der transplantierten und der Kontrollkreuzbänder wurden in ihrer zeitlichen Abfolge, die Werte der Allotransplantate als prozentualer Anteil der gesunden kontralateralen Kontrollen ermittelt.

Zur Untersuchung neu eingewachsener Nervenfasern konnten erstmalig neu zur Verfügung stehende monoklonale Antikörper gegen die im Kniegelenk nur in sensorisch afferenten Fasern vorhandenen Neuroproteine, Neurofilament und Substanz P, eingesetzt werden; der Nachweis der vasomotorisch-sympathischen Nervenneuversorgung erfolgte mit monoklonalen Antikörpern gegen das Schrittmacherenzym der Noadrenalinsynthese, TH. Die Auswertung der Nervenneuversorgung der Allotransplantate erfolgte qualitativ gegen den bislang unbekannten Standard gesunder VKB.

Die makroskopischen Ergebnisse 3 Wochen nach Kreuzbandallotransplantation zeigten bei einem Teil der Tiere einen geringen Kniegelenkerguß, alle litten an endphasigen Beuge- und Streckbehinderungen. Der infrapatellare Fettkörper war vergrößert, gefäßinjiziert und nicht mit dem Transplantat verwachsen. Das Allotransplantat war nicht eingeheilt, durch die Drahtauszugsnaht aber fest verankert.

Nach 6 Wochen war keine Schonhaltung der operierten Kniegelenke mehr sichtbar, auch hier litt ein Teil der Tiere an einem geringgradigen Kniegelenkerguß. Der infrapatellare Fettkörper war weiterhin gefäßinjiziert, jetzt aber mit dem Transplantat verwachsen, welches ossär eingeheilt und mit hypertrophierter Synovialis überzogen war. Die Mehrzahl der Tiere zeigte eine beginnende Femorotibialarthrose.

Nach 12 Wochen war das Bewegungsmuster der Tiere unauffällig bei passiv endgradig eingeschränkter Beweglichkeit, bei der Narkoseuntersuchung waren die Gelenke stabil, ein Teil der Tiere zeigte einen geringen Kniegelenkerguß. Der infrapatellare Fettkörper war weiterhin kreuzbandadhärent, das Transplantat von verdickter Synovialis bedeckt und hypervaskularisiert. Die Zeichen der Femorotibialarthrose waren z. T. ausgepräger als bei den 6-Wochen-Tieren.

Bei den 24-Wochen-Tieren waren weder der mit dem Transplantat verwachsene infrapatellare Fettkörper noch das Transplantat selbst hypervaskularisiert, die Stahldrahtverankerung war zum Teil locker bei eingeheiltem Transplantat und bei in Narkose stabilem Gelenk. Die Knieggelenkarthrosezeichen waren zum Teil geringgradig, bei manchen Tieren aber auch augeprägter als bei den 12-Wochen-Tieren.

Nach 36 und 52 Wochen wurden die operierten Gelenke voll belastet, sie waren in Narkose stabil. Der infrapatellare Fettkörper blieb mit dem Transplantat verwachsen, die Tiere zeigten bei stabilem und festsitzendem Allotransplantat mehr oder weniger deutlich ausgeprägte Kniegelenkarthrosen. Die Stahldrahtverankerung war bei allen Tieren mittlerweile locker geworden. Bei einer im Untersuchungszeitraum insgesamt zunehmenden Arthroserate konnten keine Abstoßungsreaktionen festgestellt werden.

Die nichtoperierte kontralaterale Seite zeigt auch bei den länger überlebenden (Kontroll-)Tieren keine Veränderungen. Alle Tiere nahmen während des Untersuchungszeitraums (z. T. wesentlich) an Gewicht und Größe zu.

Die Blutversorgung des VKB der Kontrolltiere stammt überwiegend aus den Weichteilen der proximalen Umschlagfalten am femoralseitigen Bandansatz dorsal- und ventralseitig, zu geringen Teilen auch aus der tibialseitigen Umschlagfalte von ventral. Das Band ist netzartig von feinen Kapillaren umhüllt, die mit endoligamentären Gefäßen anastomosieren und die Knochen-Knorpel-Grenze nicht durchbrechen. Die Blutversorgung des Bandes ist damit unabhängig von der des Knochens. Der kollagene Bandkern kommt gefäßarm zur Darstellung, die Blutversorgung ist im mittleren und insbesondere im distalen Bandabschnitt vermindert. Die Blutversorgung des infrapartellaren Fettkörpers ist mit der des VKB eng verbunden.

Drei Wochen nach Kreuzbandtransplantation ist der infrapatellare Fettkörper hypervaskularisiert, das Transplantat kommt avaskulär und ohne synovialen Überzug zur Darstellung. Nach 6 Wochen zeigt sich eine (von proximal-femoral nach distal-tibial abnehmende) überschießende Synovialisierung des Transplantates mit Hypervaskularisierung und Gefäßbrücken zwischen dem hypertrophierten und vermehrt gefäßversorgten infrapatellaren Fettkörper und dem transplantierten Band. Die 12-Wochen-Tiere zeigen die überschießende Gefäßreaktion abklingend, jedoch noch deutlich vermehrt und mit dem Gefäßnetz des infrapatellaren Fettkörpers eng verbunden. Nach 24 Wochen ist die überschießende Synovialisreaktion mt der begleitenden Hypervaskularisierung nicht mehr nachweisbar, das Band ist mit längsverlaufenden Gefäßen eingehüllt, die über das ganze Band hinweg gleichmäßig verteilt sind. Nach 52 Wochen lassen sich wesentliche Unterschiede zu den 24-Wochen-Tieren nicht mehr feststellen; das transplantierte Band ist noch gering vermehrt gefäßgezeichnet, der infrapatellare Fettkörper verbleibt dem Transplantat anhaftend.

Bei den Kontrollkreuzbändern wachsen neurofilamenthaltige Nervenfasern überwiegend in Gefäß- Nerven-Bündeln in das Band ein und spleißen sich dort subsynovial in einzelne Fasern auf. Diese enden frei oder an spezialisierten Mechanorezeptoren (Ruffini-Körperchen); andere sensible Endorgane gelangten nicht zur Darstellung. TH-haltige Nervenfasern umspinnen die größeren arteriellen Gefäße, sie verlaufen niemals frei. Substanz-P-haltige Fasern treten sowohl neurofilamentartig als auch als perivaskuläres Geflecht ins Band ein; sie besitzen die Charakteristika der beiden zuvor genannten Nervenfasern.

Bei den transplantierten Kreuzbändern können nach 3 Wochen keine neu eingewachsenen Nervenfasern festgestellt werden; nach 6 Wochen sind in einem Präparat Spuren neurofilamenthaltiger Nervenfasern sichtbar. Nach 12 Wochen finden sich im Randbereich der Transplantate Neurofilament- und TH-haltige Fasern, Endaufzweigungen sind nicht nachweisbar. TH-haltige Nervenfasern umgeben die neu eingewachsenen Gefäße netzartig. Die 24-Wochen-Tiere zeigen bei einem Tier einen Befund ähnlich dem der 12-Wochen-Tiere; die Befunde der restlichen 24-Wochen-Tiere entsprechen denen der Kontrollen. Die Nervenversorgung der 36- und 52-Wochen-Tiere entpsricht immunhistochemisch den Kontrollbändern; spezialisierte Nervenendigungen gelangen jedoch nicht zur Darstellung.

Im Untersuchungsintervall nehmen die Reißkraft und die Steifigkeit sowohl der operierten als auch der Kontrollkreuzbänder statistisch signifikant zu, die Reißdehnung und der initial progressive Kurvenabschnitt („toe region") der Transplantate und der Kontrollen nur tendentiell. Die Reißfestigkeit der Allotransplantate stieg von initial 20,09 auf 56,64% der gesunden Kontrollseite, die Reißlänge von 78,92 auf 104,58%. Die Steifigkeit nahm von anfänglich 40,11 auf 64,54%, der initial progressive Kurvenabschnitt von 57,39 auf 60,06% zu. Hierbei waren wiederum nur die Veränderungen der Reißkraft und der Steifigkeit statistisch signifikant auffällig, nicht die der Reißlänge und die des initial progressiven Kurvenabschnitts.

Die Ergebnisse der Studie relativieren die weitgehend gegensätzlichen Ergebnisse der beiden bislang einzigen Publikationen zum Ersatz des VKB durch ein kryokonserviertes VKB-Allotransplantat. Die hoch angesetzten Erwartungen, die nach der Publikation von Nikolaou et al. (1986) an diese Methode gestellt wurden, konnten nicht bestätigt werden; es wurden aber wesentlich bessere Resultate erzielt als von Vasseur et al. (1987) angegeben.

Das Verfahren zum Ersatz des VKB durch ein kryokonserviertes allogenes Knochen-Kreuzband-Knochen-Transplantat enspricht in seinem Einheilungsverhalten und seiner biomechanischen Belastbarkeit – bei gering verlängerter Einheilungszeit – den aus der Literatur bekannten tierexperimentellen Ergebnissen freier autologer Kreuzbandersatzplastiken. Es wird in dem hier durchgeführten Tierversuch den Anforderungen gerecht, die an einen Kreuzbandersatz gestellt werden müssen, und kann – unter grundsätzlichem Vorbehalt der aus Tierversuchen auf den Menschen übertragbaren Ergebnisse – zur Rekonstruktion kreuzbandinsuffizienter Kniegelenke herangezogen werden.

Die in dieser Arbeit gewonnenen Erkenntnisse zur Propriozeption des VKB erweitern unser Wissen um die – neben der passiven Kniegelenkstabilisierung – zweite wichtige Funktion dieser komplexen Bandeinheit: Das VKB kann über sensorisch afferente Nervenfasern als Sensor im Kniegelenk propriozeptive Informationen aufnehmen und an nächsthöhere Nervenzellen weiterleiten. Die neurohistochemische Aufschlüsselung dieser sensorischen Afferenzen und ihrer Endorgane kann in dieser Arbeit erstmalig dargestellt werden. Das VKB ist damit neuroanatomisch in der Lage, wesentliche Funktionen bei der dynamischen Führung und Stabilisierung des Kniegelenks auszuüben, deren Wertigkeit in weiterführenden neuroanatomischen und neurophysiologischen Studien geklärt werden muß.

7 Literatur

Abbink EP, Kramer FJK (1983): Preliminary reports on the use of xenografts in knee instability problems. Trans Orthop Res Soc 7:84
Abott LC, Saunders JB, Bost FC, Anderson CE (1944): Injuries to the ligaments of the knee joint. J Bone Joint Surg 26:503–521
Abrahams M, (1967): Mechanical behaviour of tendon in vitro. Med Biol Eng 5:433–443
Adams CE, Aitken FC, Worden AN, (1966): The rabbit. In: Lane-Petter W (ed) The UFAW-handbook on the care and management of laboratory animals, 3rd edn. Williams & Williams, Baltimore Maryland pp 396–448
Akeson WH, Woo SL-Y, Amiel D, Coutis RD, Daniel D (1973): The connective tissue response to immobility: Biochemical changes in periarticular connective tissue of the immobilized rabbit knee. Clin Orthop 93:356–362
Akeson WH, Amiel D, Woo SL-Y (1980): Immobility effects on synovial joints: The pathomechanics of joint contracture. Biorheology 17:95–102
Akeson WH, Frank CB, Amiel D, Woo SL-Y (1985): Ligament biology and biomechanics. In: American academy of orthopaedic surgeons: Symposium on sports medicine: The knee. Mosby, St. Louis
Allen PR, Amis AA, Jones MM (1985): Bovine glutaraldehyde treated tendon as a graft material: A clinical and laboratory study. J Bone Joint Surg [Br] 67:159–164
Alm A, Strömberg B (1974): Vascular anatomy of the patellar and cruciate ligaments. A microangiographic and histologic investigation in the dog. Acta Chir Scand Suppl 445:25–35
Amiel D, Kleiner JB, Roux RD, Harwood FL, Akeson WH (1986): The phenomenon of „ligamentation": Anterior cruciate ligament reconstruction with autogenous patellar tendon. J Orthop Res 4:162–172
Andreeff L (1967): A comparative experimental study on transplant of autogenous and homogenous tendon tissues. Acta Orthop Scand 38:35–44
Arnoczky SP, Rubin RM; Marshall JL (1979) Microvasculature of the cruciate ligaments and its response to injury. J Bone Joint Surg [Am] 61:1221–1229
Arnoczky SP, Tarvin GB, Marshall JL (1982): Anterior cruciate ligament replacement using patellar tendon. An evaluation of graft revascularisation in the dog. J Bone Joint Surg [Am] 64:217–224
Arnoczky SP (1983): Anatomy of the anterior cruciate ligament. Clin Orthop 172:19–25
Arnoczky SP (1985): Blood supply to the anterior cruciate ligament and supporting structures. Orthop Clin North Am 16:25–28
Arnoczky SP, Warren RF, Ashlock MA (1986): Replacement of the anterior cruciate ligament using a patellar tendon allograft. J Bone Joint Surg [Am] 68:376–385
Arnoczky SP (1987): The vascularity of the anterior cruciate ligament and associated structures. In: Jackson DW, Drez, D (eds) The anterior cruciate deficient knee. Mosby, St. Louis
Arnold JA, Cocker TP, Heaton LM, Park JP, Harris WD (1979): Natural history of anterior cruciate tears. Am J Sports Med 7:305–313
Balkfors B (1982): The course of knee-ligament injuries. Acta Orthop Scand Suppl 198:1–99
Ballock RT, Woo SLY, Lyon RM, Hollis JM, Akeson WH (1989): Use of patellar tendon autograft for anterior cruciate ligament reconstruction in the rabbit. A long term histological and biomechanical study. J Orthop Res 7:474–485

Barad S, Cabaud HE, Rodrigo JJ (1982): The effect of storage at −80 °C as compared to 4 °C on the strength of rhesus monkey anterior cruciate ligament. Trans Orthop Res Soc 7:378

Baratta R, Solomonow M, Zhou BH, Letson D, Chuinard R, D'Ambrosia R (1988): Muscular coactivation. The role of the antagonist musculature in maintaining knee stability. Am J Sports Med 16:113–122

Bonamo JJ, Krinick RM, Sporn AA (1984): Rupture of the patellar ligament after use of its central third for anterior cruciate reconstruction. J Bone Joint Surg [Am] 66:1294–1297

Bonfiglio M, Jeter WS, Smith CL (1955): The immune concept: Its relation to bone transplantation. Ann NY Acad Sci 59:417–433

Bortz J, Lienert GA, Boenke K (1990): Verteilungsfreie Methoden in der Biostatistik. Springer, Berlin Heidelberg New York Tokyo, S 233–245

Bos GD, Goldberg VM, Powell AE, Heiple KG, Zika JA (1983): The effect of histocompatibility on canine frozen bone allografts. J Bone Joint Surg [Am] 65:89–96

Boyd IA, Roberts TD (1953): Proprioceptive discharges from stretchreceptors in the knee joint of the cat. J Physiol 122:38–58

Boyd IA (1954): The histological structure of the receptors in the knee joint of the cat correlated with their physiological response. J Physiol 124:476–488

Boyne PJ (1968): Review of the literature on cryopreservation of bone. Cytobiology 4:341–352

Brantigan OC, Voshell AF (1941): The mechanics of the ligaments and menisci of the knee joint. J Bone Joint Surg 23:44–66

Brown KLB, Cruess RL (1982): Bone and cartilage transplantation in orthopaedic surgery. A review. J Bone Joint Surg [Am] 64:270–279

Brückner H (1966): Eine neue Methode der Kreuzbandplastik. Chirurg 37:413–414

Bunnell S (1944): Surgery of the hand, 1st edn. Philadelphia, Lippincott pp 293–294

Burks RT, Haut RC, Lancaster RL (1989): Biomechanical testing of patellar tendon after removal of its central one-third. Trans Orthop Res Soc 14:183

Burri C (1980): Grundlagen des Kniebandersatzes durch Kohlenstoff. Unfallheilkunde 83:208–213

Butler DL, Noyes FR, Grood ES (1980): Ligamentous restraints to anterior-posterior drawer in the human knee. A biomechanical study. J Bone Joint Surg Am 62:259–270

Butler DL, Hulse DA, Kay MD, Grood ES, Shires PK, D'Ambrosia R, Shoji H (1983): Biomechanics of the cranial cruciate ligament reconstruction in the dog: II. Mechanical properties. Vet Surg 12:113–118

Butler DL (1989a): Anterior cruciate ligament: Its normal response and replacement. J Orthop Res 6:910–921

Butler DL, Grood ES, Noyes FR, Olmstead ML, Hohn RB, Arnoczky SP, Siegel MG (1989b): Mechanical properties of vascularized vs. nonvascularized patellar tendon grafts; changes over time. J Orthop Res 7:68–79

Butler HC (1964): Teflon as a prosthetic ligament in repair of ruptured anterior cruciate ligaments. Am J Vet Res 35:55–59

Cabaud HE, Rodkey WG, Feagin JA (1979): Experimental studies of acute anterior cruciate ligament injury and repair. Am J Sports Med 7:18–22

Cabaud HE, Feagin JA, Rodkey WG (1980): Acute anterior cruciate ligament injury and augmented repair. Experimental studies. Am J Sports Med 8:395–401

Cameron RR, Conrad RN, Sell KW, Latham WD (1971): Freeze-dried composite tendon allografts: An experimental study. Plast Reconstr Surg 47:39–46

Campbell WC (1936): Repair of the ligaments of the knee. Report of a new operation for repair of the anterior cruciate ligament. Surg Gynecol Obstet 62:964–968

Campbell WC (1939): Reconstruction of the ligaments of the knee. Am J Surg 43:473–480

Carrell WB (1937): Use of fascia lata in knee-joint instability. J Bone Joint Surg 19:1018–1026

Cerulli G, Ceccarini A, Alberti PF, Caraffa A, Caraffa G (1988): Mechanoreceptors in some anatomical structures of the human knee. In: Müller W, Hackenbruch W (eds) Surgery and arthroscopy of the knee. Springer, Berlin Heidelberg New York Tokyo

Chabaud EH, Feagin JA, Rodkey WG (1982): Acute anterior cruciate ligament injury and repair reinforced with a biodegradable intraarticular ligament. Am J Sports Med 10:259–265

Chase SW, Herndon CH (1955): The fate of autogenous and homogenous bone grafts. A historical review. J Bone Joint Surg Am 37:809–841

Chick RR, Jackson DW (1978): Tears of the anterior cruciate ligament in young athletes. J Bone Joint Surg [Am] 60:970–973

Chiroff R (1975): Experimental replacement of the anterior cruciate ligament. A histological and microradiographic study. J Bone Joint Surg 57:1124–1127

Cho KO (1975): Reconstruction of the anterior cruciate ligament by semitendinosus tenodesis. J Bone Joint Surg [Am] 57:608–612

Claes L, Burri C, Mutschler W, Plank E (1979): Experimentelle Untersuchungen zur Biomechanik der Seitenbänder am Kniegelenk. Langenbecks Arch Chir Suppl 217–220

Claes L, Neugebauer R (1983): Mechanische und biomechanische Eigenschaften des Bandersatzes mit Kohlestoffasern. In: Burri C, Claes L (Hrsg) Alloplastischer Bandersatz. Huber, Bern Stuttgart

Claes L, Dürselen L, Kiefer H, Mohr W (1987): The combined anterior cruciate and medial collateral ligament replacement by various materials: A comparative animal study. J Biomed Mater Res [Am] 213:319–343

Clancy WG Jr, Narechania RG, Rosenberg TD, Gmeiner JG, Wisnefske DD, Lange TA (1981): Anterior and posterior cruciate ligament reconstruction in rhesus monkeys. J Bone Joint Surg [Am] 63:1270–1284

Cleveland DW, Hoffman PN (1991): Neuronal and glial cytoskeletons. Curr Opinion Neurobiol 1:346–53

Cobbold AF, Lewis OJ (1956): The nervous control of joint blood vessels. J Physiol 133:467–71

Coderre TJ, Basbaum Al, Levine JD (1989): Neural control of vascular permeability: Interactions between primary afferents, mast cells and sympathetic efferents. J Neurophysiol 62:48–58

Cordrey LJ, McCorkle H, Hilton M (1963): A comparative study of fresh autogenous and preserved homogenous tendon grafts in rabbits. J Bone Joint Surg [Br] 45:182–195

Cotta H, Dreyer J (1967): Zur Diagnostik und Therapie der Kniebinnenverletzungen. Dtsch Med J 18:153–160

Craig AD, Heppelmann B, Schaible HG (1988): The projection of the medial and posterior articular nerves of the cat's knee to the spinal cord. J Comp Neurol 276:279–288

Curtis RJ, Delee JC, Drez DJ (1985): Reconstruction of the anterior cruciate ligament with freeze dried fascia lata allografts in dogs. Am J Sports Med 13:408–414

Czitrom AA, Langer F, McKee N, Gross AE (1986): Bone and cartilage transplantation. A review of 14 years of research and clinical studies. Clin Orthop 208:141–145

Davies DV, Edwards DAW (1948): The blood supply of the synovial membrane and intra-articular structures. Ann Roy Coll Surg Eng 2:142–156

DeHaven KE (1980): Diagnosis of acute knee injuries with hemarthrosis. Am J Sports Med 8:9–14

Dunlap J, McCarthy JA, Joyce ME, Ogata K, Shively RA (1989): Quantification of the perfusion of the anterior cruciate ligament and the effect of stress and injury to supporting structures. Am J Sports Med 17:808–810

Edwards AH (1962): Operative repair of cruciate ligaments in severe trauma of knee. Br J Surg 13:432–438

Elves MW (1974): Humoral immune response to allografts of bone. Int Arch Allergy 47:708–715

Elves MW (1976): Newer knowledge of the immunology of bone and cartilage. Clin Orthop 120:232–259

Emery MA, Rostrup O (1960): Repair of the anterior cruciate ligament with 8mm tube teflon in dogs. Can J Surg 4:111–115

England R (1976): Repair of the ligaments about the knee. Orthop Clin North Am 7:195–204

Eriksson E (1976): Sports injuries of the knee ligaments – Their diagnosis, treatment, rehabilitation and prevention. Med Sci Sports 8:133–144

Feagin JA, Curl WW (1976): Isolated tear of the anterior cruciate ligament: 5-year follow-up study. Am J Sports Med 4:95–100

Feagin JA, Cabaud HE, Curl WW (1982): The anterior cruciate ligament: Radiographic and clinical signs of successful and unsuccessful repairs. Clin Orthop 164:54–58

Felsenreich F (1937): Klinik der Kreuzbandverletzungen. Arch Klin Chir 179:375–408

Fetto JD, Marshall JL (1980): The natural history and diagnosis of anterior cruciate ligament insufficiency. Clin Orthop 147:29–38

Figgie H, Bahniuk EH, Heiple KG, Davy DT (1986): Effects of tibial-femoral angle on the failure mechanics of the canine anterior cruciate ligament. J Biomechanics 19:89–99

Forssmann WG, Pickel V, Reinecke M, Hock D, Metz J (1981): Immunohistochemistry and immunocytochemistry of nervous tissue. In: Heym C, Forssman WG (eds) Techniques in neuroanatomical research. Springer, Berlin Heidelberg New York

Fowler PJ, Regan WD (1987): The patient with symptomatic chronic anterior cruciate ligament insufficiency. Results of minimal arthroscopic surgery and rehabilitation. Am J Sports Med 15:321–325

Frank C. Woo SL-Y, Amiel D, Harwood F, Gomez M, Akeson W (1983): Medial collateral ligament healing: A multidisciplinary assessment in rabbits. Am J Sports Med 11:379–389

Freeman MAR, Wyke B (1967): The innvervation of the knee joint: An anatomical and histological study in the cat. J Anat 101:505–532

Friedlaender GE, Strong DM, Sell KW (1976): Studies on the antigenicity of bone. I. Freeze-dried and deep-frozen bone allografts in rabbits. J Bone Joint Surg [Am] 58: 854–858

Friedlaender GE (1983): Immune responses to osteochondral allografts, Current knowledge and future directions. Clin Orthop 174:58–67

Frisén M, Mägi M, Sonnerup L, Viidik A (1969): Rheological analysis of soft collagenous tissue. 1. Theoretical considerations. J Biomech 2:13–20

Fromm B, Krause B, Kummer W (1990): Homologe knochengestielte vordere Kreuzbandtransplantation am Kaninchenmodell. Hefte Unfallheilk 212:452–453

Fukubayashi T, Torzilli PA, Sherman MF, Warren RF (1982): An in vitro biomechanical evaluation of anterior-posterior motion of the knee. Tibial displacement, rotation, and torque. J Bone Joint Surg [Am] 64:258–264

Galante O (1967): Tensile properties of the human lumbar annulus fibrosus. Acta Orthop Scand Suppl 100

Galway HR, Beaupré A, McIntosh DL (1972): Pivot shift. A clinical sign of anterior cruciate ligament instability. J Bone Joint Surg [Br] 54:763

Gambardella RA, Jurgutis JA, Gendler E (1984): The replacement of anterior cruciate ligaments with glutaraldehyde (GTA) fixed bovine implants. Orthop Trans 8:248

Gardner ED (1944): The distribution and termination of the nerves in the knee joint of the cat. J Comp Neurol 80:11–32

Garnder ED (1948): The innervation of the knee joint. Anat Rec 101:109–130

Gelberman R, Menon J, Gonsalves M, Akeson W (1980): The effects of mobilisation on the vascularisation of healing flexor tendons in the dog. Clin Orthop 153:283–294

Gibbins IL, Furness JB, Costa M, MacIntyre I, Hillyard CJ, Girgis S (1985): Co-localization of calcitonin gene-related peptide-like immunoreactivity with substance P in cutaneous, vascular and visceral sensory neurons of guinea pigs. Neurosci Lett 57:125–130

Giove TP, Miller SJ, Kent BE, Sanford TL, Garrick JG (1983): Non-operative treatment of the torn anterior cruciate ligament. J Bone Joint Surg [Am] 65:184–192

Goldberg VM, Burstein A, Dawson M (1982): The influence of an experimental immune synovitis on the failure mode and strength of the rabbit anterior cruciate ligament. J Bone Joint Surg [Am] 64:900–906

Goldberg Y, Yaremchuk MJ, Randolph MA, Weiland AJ (1987): Histological characteristics of acute rejection in vascularized allografts of bone. J Bone Joint Surg [Am] 69:410–424

Gort J, Rostrup O (1959): Teflon fabric ligament reconstruction: An experimental study. Can J Surg 3:75–82

Graham WC, Smith DA, McGuire MP (1955): Use of frozen stored tendons for grafting: An experimental study. J Bone Joint Surg [Am] 37:624

Gresham RB (1964): Freeze-drying of human tissue for clinical use. Cytobiology 1:150–156

Grigg P, Hoffman AH (1984): Ruffini mechanoreceptors in isolated joint capsule: Response correlated with strain energy density. Somatosens Res 2:149–162

Grimby G, Gustafsson E, Peterson L, Renström P (1980): Quadriceps function and training after knee ligament surgery. Med Sci Sports Exerc 12:70–75

Grood ES, Butler DL, Noyes FR (1985): Models of ligament repairs and grafts. In: Finerman G (ed) American Academy of Orthopaedic Surgeons: Symposium on Sports Medicine: The Knee. Mosby, St. Louis

Grüber J, Wolter D, Lierse W (1986): Der vordere Kreuzbandreflex (LCA-Reflex). Unfallchirurg 89:551–554

Gupta BN, Brinker WO (1969): Anterior cruciate ligament prosthesis in the dog. J Am Vet Med Assoc 154:1057–1061

Halata Z, Haus J (1989): The ultrastructure of sensory nerve endings in human anterior cruciate ligament. Anat Embryol 179:415–421

Hanesch U, Heppelmann B, Schmidt RF (1991): Substance P- and calcitonin gene-related peptide immunoreactivity in primary afferent neurons of the cat's knee joint. Neurosci 45:185–93

Haut RC (1983): Age-dependent influence of strain rate on the tensile failure of rat-tail tendon. J Biomech 105:296–299

Hefti F (1990): Heilungsvorgänge. In: Jakob RP, Stäubli HU (Hrsg). Kniegelenk und Kreuzbänder. Springer, Berlin Heidelberg New York Tokyo

Heiple KG, Chase SW, Herndon CH (1963): A comparative study of the healing process following different types of bone transplantation. J Bone Joint Surg [Am] 45:1593–1616

Heppelmann B, Schaible HG (1990): Origin of sympathetic innervation of the knee joint in the cat: A retrograde tracing study with horseradish peroxidase. Neurosci Lett 108:71–5

Hey Groves EW (1917): Operation for the repair of the crucial ligaments. Lancet II:674–675

Hey Groves EW (1920): The crucial ligaments of the knee joint: Their function, rupture, and the operative repair of the same. Br J Surg 7:505–515

Hirsch G (1974): Tensile properties during tendon healing. A comparative study of intact and sutured rabbit peroneus brevis tendons. Acta Orthop Scand Suppl 153

Hirsch C, Galante J (1967): Laboratory conditions for tensile tests in annulus fibrosus from human intervertebral discs. Acta Orthop Scand 38:148–162

Hirshman HP, Daniel DM, Miyasaka K (1990): The fate of unoperated knee ligament injuries. In: Daniel D, Akeson W, O'Connor J (eds) Knee ligaments. Structure, function, injury and repair. Raven New York

Hohmann G (1937): Zur Behandlung des Knieschlottergelenkes. Verh Dtsch Orthop Ges 31:316

Hölzel (1917): Fall von Zerreißung beider Kreuzbänder des linken Kniegelenkes, geheilt durch Ersatz aus dem luxierten äußeren Meniskus. Münch Med Wochenschr 64:928–929

Hsu SM, Raine L, Fanger H (1981): Use of Avidin-Biotin-Peroxidase Complex (ABC) in immunoperoxidase techniques: A comparison between ABC and unlabeled antibody (PAP) procedures. J Histochem Cytochem 29:577–580

Hughston JC, Barrett GR (1983): Acute anteromedial rotatory instability. Long term results of surgical repair. J Bone Joint Surg [Am] 65:145–153

Hulse DA, Butler DL, Kay MD, Noyes FR, Shires PK, D'Ambrosia R, Shoji H (1983): Biomechanics of the cranial cruciate ligament reconstruction in the dog. In vitro laxity testing. Vet Surg 12:109–112

Ichikawa H, Matsuo S, Wakisaka S, Akai M (1990): Fine structure of calcitonin gene related peptide-immunoreactive nerve fibres in the rat temporomandibular joint. Arch Oral Biol 35:727–730

Indelicato PA, Linton RC, Huegel M (1992): The results of fresh-frozen patellar tendon allografts for chronic anterior cruciate ligament deficiency of the knee. Am J Sports Med 20:118–121

Insall J, Joseph DM, Aglietti P, Campell RD Jr (1981): Bone block illiotibial-band transfer for anterior cruciate ligament insufficiency. J Bone Joint Surg [Am] 63:560–569

Jackson DW, Grood ES, Arnoczky SP, Butler DL, Simon TM (1987a): Cruciate reconstruction using freeze dried anterior cruciate ligament allograft and a ligament augmentation device (LAD). Am J Sports Med 15:528–538

Jackson DW, Grood ES, Arnoczky SP, Butler DL, Simon TM (1987b): Freeze dried anterior cruciate ligament allografts. Am J Sports Med 15:295–303

Jackson DW, Windler GE, Simon TM (1990): Intraarticular reaction associated with the use of freeze-dried, ethylene oxide-sterilized bone-patellar-bone allografts in the reconstruction of the anterior cruciate ligament. Am J Sports Med 18:1–11

Jackson RW (1988): The torn ACL: Natural history of untreated lesions and rationale for selective treatment. In: Feagin JA (ed) The crucial ligaments. Churchill Livingstone, New York

Jäger M, Wirth CJ (Hrsg) (1978): Kapselbandschäden des Kniegelenkes. In: Kapselbandläsionen. Thieme, Stuttgart New York

Jakobsen K (1977): Osteoarthrosis following insufficiency of the cruciate ligaments in man. A clinical study. Acta Orthop Scand 48:520–526

James SL, Woods GW, Homsy CA, Prewitt JM; Slocum DB (1979): Cruciate ligament stents in the reconstruction of the unstable knee. Clin Orthop 143:90–96

Jeletzky AG (1930): Über die Innervation der Kapsel und der Epiphysen des Kniegelenkes. Arch Klin Chir 158:237–275

Johansson H, Lorentzon R, Sjölander P, Sojka P (1990): The anterior cruciate ligament. A sensor acting on the γ-muscle-spindle systems of muscles around the knee joint. Neuroorthopedics 9:1–23

Johnson FL (1960): Use of braided nylon as a prosthetic anterior cruciate ligament of the dog. J Am Vet Med Assoc 137:646–647

Johnson RJ (1982): The anterior cruciate: A dilemma in sports medicine. Int J Sports Med 3:71–79

Jokl P, Kaplan N, Stovell P, Keggi K (1984): Non-operative treatment of severe injuries to the medial and anterior cruciate ligaments of the knee. J Bone Joint Surg [Am] 66:741–744

Jones KG (1963): Reconstruction of the anterior cruciate ligament. A technique using the central one-third of the patellar ligament. J Bone Joint Surg [Am] 45:925–931

Kasperczyk W, Oestern HJ (1986): Sind die Kreuzbänder des Schafes für vergleichende experimentelle Untersuchungen geeignet? Hefte Unfallheilkd 181:150–153

Kennedy JC, Weinberg HW, Wilson AS (1974): The anatomy and function of the anterior cruciate ligament. As determined by clinical and morphological studies. J Bone Joint Surg [Am] 56:223–235

Kennedy JC, Alexander IJ, Hayes KC (1982): Nerve supply of the human knee and its functional importance. Am J Sports Med 10:329–335

Klein L, Lewis JA (1972): Simultaneous quantification of ^{3}H-collagen loss and ^{1}H-collagen replacement during healing of rat tendon grafts. J Bone Joint Surg [Am] 54:137–146

Krauspe R, Schmidt M, Schaible HG (1992): Sensory innervation of the anterior cruciate ligament. J Bone Joint Surg [Am] 74:390–397

Kummer W, Habeck JO (1994): Chemoreceptor A-fibres in the human carotid body contain tyrosine hydroxylase- and neurolfilament-immunoreactivity. Neuroscience (in press)

Lagergren C, Lindholm A (1959): Vascular distribution to the achilles tendon. Acta Chir Scand 116:491–502

Lange M (1951): Orthopädisch-Chirurgische Operationslehre. Bergmann, München

Lange M (1957): Kritische Stellungnahme zur Frage der konservativen oder operativen Behandlung schwerer Kniebandverletzungen. Wiederher Chir Trauma 4:197–222

Langer F, Czitrom A, Pritzker KP, Gross AE (1975): The immunogenicity of fresh and frozen allogeneic bone. J Bone Joint Surg [Am] 57:216–220

Larson RL (1988): Prosthetic replacement of knee ligaments: Overview. In: Feagin JA (ed) The crucial ligaments. Churchill Livingstone, New York

Lee EH (1979): The immunology of osteochondral and massive bone allografts. Trans Orthop Res Soc 4:61

Levine JD, Dardick SJ, Roizen MF, Helms C, Basbaum Al (1986): Contribution of sensory afferents and sympathetic efferents to joint injury in experimental arthritis. J Neurosci 6:3423–9

Lindemann K (1950): Über den plastischen Ersatz der Kreuzbänder durch gestielte Sehnenverpflanzung. Z Orthop 79:316–334

Lipke JM, Janecki CJ, Nelson CL, McLeod P, Thomspon C, Thomspon J, Haynes DW (1981): The role of incompetence of the anterior cruciate and lateral ligaments in anterolateral and anteromedial instability. J Bone Joint Surg [Am] 63:954–960

Lipscomb AB, Johnston RK, Snyder RB (1979): Secondary reconstruction of anterior cruciate ligament in athletes by using the semitendinosus tendon. Preliminary report of 78 cases. Am J Sports Med 7:81–83

Löffler K (1964): Kreuzbandverletzungen im Kniegelenk des Hundes. Anatomie, Klinik und experimentelle Untersuchungen. Druckerei der Tierärztlichen Hochschule Hannover

López-Vázquez E, Juan JA, Vila E, Debón J (1991): Reconstruction of the anterior cruciate ligament with a Dacron prosthesis. J Bone Joint Surg [Am] 73:1294–1300

Lundborg G, Rank F (1978): Experimental intrinsic healing of flexor tendons based upon synovial fluid nutrition. J Hand Surg 3:21–31

Lysholm J, Tegner Y, Gillquist J (1982): Functional importance of different clinical findings in the unstable knee. Am Sports Med 10:329–335

Mankin HJ, Doppelt S, Tomford W (1983): Clinical experience with allograft implantation. The first ten years. Clin Orthop 174:69–86

Mankin HJ, Friedlaender GE (1983): Perspectives on bone allograft biology. In: Friedlaender GE, Mankin HJ, Sell KW (eds) Osteochondral allografts: Biology, banking, and clinical application. Little Brown, Boston

Markolf KL, Mensch JS, Amstutz HC (1976): Stiffness and laxity of the kne-the contribution of the supporting structures. A quantitative in vitro study. J Bone Joint Surg [Am] 58:583–594

Markolf KL, Bargar WL, Shoemaker SC, Amstutz HC (1981): The role of joint load in knee stability. J Bone Joint Surg [Am] 63:570–585

Marshall JL, Rubin RM (1977): Knee ligament injuries – A diagnostic and therapeutic approach. Orthop Clin North Am 8:641–668

Marshall JL, Warren RF, Wickiewicz TL, Fetto JF (1979): Reconstruction of functioning anterior cruciate ligament. Preliminary report using quadriceps tendon. Orthop Rev 6:49–55

Matthews LS, Ellis D (1967): Viscoelastic properties of cat tendon: Effects of time after death and perservation by freezing. J Biomech 1:65–71

Mayo Robson AW (1903): Ruptured cruciate ligaments and their repair by operation. Ann Surg 37:716–718

McCarroll JR (1983): Fracture of the patella during a golf swing following a reconstruction of the anterior cruciate ligament. A case report. Am J Sports Med 11:26–27

McCloskey DI (1978): Kinesthetic sensibility. Physiol Rev 58:763–820

McDaniel WJ Jr, Dameron TB Jr (1980): Anterior ruptures of the anterior cruciate ligament. A follow-up study. J Bone Joint Surg [Am] 62:696–705

McMaster JH, Weinert CR, Scranton P (1974): Diagnosis and mangement of isolated anterior cruciate ligament tears: A preliminary report on reconstruction with the gracilis tendon. J Trauma 14:230–235

McMaster WC (1985): A histological assessment of canine anterior cruciate substitution with bovine xenograft. Clin Orthop 196:196–201

McMaster WC (1988): Open anterior cruciate ligament reconstruction with PROCOL bioprosthesis: Results at 24 months – U.S. series. In: Friedmann MJ, Ferkel RD (eds) Prostetic ligament reconstruction of the knee. Saunders, Philadelphia

Menschik A (1974): Mechanik des Kniegelenkes, 1. Teil. Z Orthop 112:481–495

Menschik A (1975): Mechanik des Kniegelenkes, II. Teil: Schlußrotation. Z Orthop 113:388–400

Minami A, Ishii S, Ogino T, Oikawa T, Kobayashi H (1982): Effect of the immunological antigenicity of allogeneic tendons on tendon grafting. Hand 14:111–119

Mirnonova SS (1978): Spätresultate der Rekonstruktion des Bandapparates des Kniegelenkes mit Lawsan. Zentralbl Chir 103:432–434

Montag WD (1958): Nachuntersuchungen von operativ behandelten Kniebinnenschäden bei 212 Patienten. Z Orthop 89:245–265

Morein G, Goldgefter L, Kobyliansky E, Goldschmidt-Nathan M, Nathan H (1978): Change in mechanical properties of rat rail tendon during postnatal ontogenesis. Anat Embryol 154:121–124

Morris JA, Hudson AR, Weddell G (1972): A study of degeneration and regeneration in the divided rat sciatic nerve based on electron microscopy. Z Zellforsch 124:76–203

Müller J, Willenegger H, Terbrüggen D (1975): Freie, autologe Transplantate in der Behandlung des instabilen Knies. Hefte Unfallheilkd 125:109–116

Müller W (1982): Das Knie. Form, Funktion und ligamentäre Wiederherstellungschirurgie. Springer, Berlin Heidelberg New York

Muscolo DL, Caletti E, Schajowicz F, Araujo ES, Makino A (1987): Tissue-typing in human massive allografts of frozen bone. J Bone Joint Surg [Am] 69:583–595

Nachemson AL, Evans JH (1968): Some mechanical properties of the third human lumbar interlaminar ligament (ligamentum flavum). J Biomech 1:211–220

Nathan H, Goldgefter L, Kobyliansky E, Goldschmidt-Nathan M, Morein G (1978): Energy absorbing capacity of rat tail tendon at various ages. J Anat 127:589–593

Neurath M, Stofft E, Neurath F (1991): Zur funktionellen Anatomie der Kreuzbänder. Orthop Prax 5:318–320

Newton PO, Horibe S, Woo SL-Y (1990): Experimental studies on anterior cruciate ligament autografts and allografts: Mechanical studies. In: Daniel D, Akson W, O'Connor J (eds) Knee ligaments. Structure, funktion, injury and repair. Raven, New York

Nicholas JA, Minkoff J (1978): Iliotibial band transfer through the intercondylar notch for combined anterior instability (ITPT procedure). Am J Sports Med 6:341–353

Niederecker K (1951): Befunde und Erfahrungen bei Kniegelenksoperationen, insbesondere bei Binnenverletzungen. Z Orthop 81:225–250

Niederecker K (1953): Einfaches Verhalten zum Ersatz der Kreuzbänder durch einen Meniscus. Langenbeck's Arch Chir 276:459–462

Nielsen S, Helmig P (1985): Instability of knees with ligament lesions. Cadaver studies of the anterior cruciate ligament. Acta Orthop Scand 56:426–429

Nikolaou PK, Glisson RR, Seaber AV, Bassett III FH (1986a): Mechanical properties of cryopreserved anterior cruciate ligaments. Trans Orthop Res Soc 12:80

Nikolaou PK, Seaber AV, Glisson RR, Ribbeck BM, Bassett III FH (1986b): Anterior cruciate ligament allograft transplantation. Am J Sports Med 14:348–360

Norwood LA, Cross MJ (1979): Anterior cruciate ligament: Functional anatomy of its bundles in rotatory instabilities. Am J Sports Med 7:22–26

Noyes FR, DeLucas JL, Torvic PJ (1974a): Biomechanics of anterior cruciate ligament failure: An analysis of strain-rate sensitivity and mechanisms of failure in primates. J Bone Joint Surg [Am] 56:236–253

Noyes FR, Torvic PJ, Hyde WB, DeLucas JL (1974b): Biomechanics of anterior cruciate ligament failure. II. An analysis of immobilisation, exercise, and reconditioning effects in primates. J Bone Joint Surg [Am] 56:1406–1418

Noyes FR, Grood ES (1976): The strength of the anterior cruciate ligament in humans and rhesus monkeys. Age-related and species-related changes. J Bone Joint Surg [Am] 58:1074–1082

Noyes FR, Bassett RW, Grood ES, Butler DL (1980): Arthroscopy in acute traumatic hemarthrosis of the knee. Incidence of anterior cruciate tears and other injuries. J Bone Joint Surg [Am] 62:687–695; 757

Noyes FR, Mooar PA, Matthews DS, Butler DL (1983): The symptomatic anterior cruciate deficient knee. J Bone Joint Surg [Am] 65:154–174

Noyes FR, Butler DL, Grood ES, Zernicke RF, Hefzy MS (1984): Biomechanical analysis of human ligament grafts used in knee ligament repairs and reconstructions. J Bone Joint Surg [Am] 66:344–352

Noyes FR, Barber SD, Mooar Pa (1989): A rational for assessing sports acitivity levels and limitations in knee disorders. Clin Orthop 246:238–249

Noyes FR, Barber S, Mangine RE (1990): Bone-patellar ligament-bone and fascia lata allografts for reconstruction of the anterior cruciate ligament. J Bone Joint Surg [Am] 72:1125–1146

Nunley RL (1958): The ligamenta flava of the dog. A study of tensile and physical properties. Am J Phys Med 37:256–268

Oikawa T, Gothoda E, Austin FC (1979): Temperature-dependent alteration in immunogenicity of tumor-associated transplantation antigen monitored via paraformaldehyde fixation. Cancer Res 39:351–3523

O'Donoghue DH (1950): Surgical treatment of fresh injuries to the major ligaments of the knee. J Bone Joint Surg [Am] 32:721–738

O'Donoghue DH (1963): A method for replacement of the anterior cruciate ligament of the knee. Report of twenty cases. J Bone Joint Surg [Am] 45:905–924

O'Donoghue DH, Rockwood CA, Frank GR, Jack SC, Kenyon R (1966): Repair of the antertior cruciate ligament in dogs. J Bone Joint Surg [Am] 48:503–519

O'Donoghue DH, Frank GR, Jeter GL, Johnson W, Zeiders JW, Kenyon R (1971): Repair and reconstruction of the anterior cruciate ligament in dogs. Factors influencing long-term results. J Bone Joint Surg [Am] 53:710–718

Paatsama S (1952): Ligament injuries in the canine stifle joint (Abstrakt). Kauppakirjapaino O.Y., Helsinki, Finland

Palmer I (1938): On the injuries to the ligaments of the knee joint. A clinical study. Acta Chir Scand Suppl 81:53

Pattee GA, Snyder SJ (1988): Prostetic reconstruction of the anterior cruciate ligament: Historical overview. In Friedman MJ, Ferkel RD (eds) Prosthetic ligament reconstruction of the knee. Saunders, Philadelphia

Paulos LE, Rosenberg TD, Gurley WD (1988): Anterior cruciate ligament allografts. In: Friedman MJ, Ferkel RD (eds) Prosthetic ligament reconstruction of the knee. Saunders, Philadelphia

Peacock EE (1959): Morphology of homologous and heterologous tendon grafts. J Surg Gynecol Obstet 109:735–742

Peacock EE, Petty J (1960): Antigenicity of tendon. J Surg Gynecol Obstet 110:187–192

Peacock EE, Madden JW (1967): Human composite flexor tendon allografts. Clin Orthop 166:624–629

Pfab B (1927): Zur Blutgefäßversorgung der Menisci und Kreuzbänder. Dtsch Z Chir 205:258–264

Postaccini F, Demartino C (1980): Regeneration of rabbit calcaneal tendon: Maturation of collagen and elastic fibres following partial tenotomy. Conn Tissue Res 8:41–47

Postaccini F (1978): Regeneration of rabbit calcaneal tendon: A morphological and immunochemical study. Cell Tissue Res 195:81–85

Powell AE, Bos GD, Goldberg VM, Zika JM, Heiple KG (1983): Immune response to bone allografts. In: Friedlaender GE, Manking HJ, Sell KW (eds) Osteochondral allografts. Biology, banking, and clinical application. Little, Brown Boston/Toronto

Puddu G, Ferretti A, Mariani P, La Spesa F (1984): Meniscal tears and associated anterior cruciate ligament tears in athletes: Course of treatment. Am J Sports Med 12:196–198

Rathburn JB, Macnab I (1970): The microvascular pattern of the rotator cuff. J Bone Joint Surg [Br] 52:540–548

Rauschning W (1979): Serial cryosectioning of human knee Joint speciamens for a study of functional anatomy. Sci Tools 3:47–50

Reiman PR, Jackson DW (1987): Anatomy of the anterior cruciate ligament. In: Jackson DW, Drez D (eds) The anterior cruciate deficient knee. Mosby, St. Louis

Renzoni SA, Amiel D, Harwood FL, Akeson WH (1984): Synovial nutrition of knee ligaments. Trans Orthop Res Soc 10:277

Resines C, Munuera L, Calvo M, López A (1979): The blood supply to the cruciate ligaments and the effect of trauma. J Bone Joint Surg [Br] 61:120

Rodrigo JJ, Fuller TC, Mankin HJ (1976): Cytotoxic antibodies in patients with bone and cartilage allografts. Transact Orthop Res Soc 3:131

Roth JH, Kennedy JC (1980): Intra-articular reconstructions of the anterior cruciate ligament in rabbits. Trans Orthop Res Soc 5:109

Rovere GD, Adair DM (1983): Anterior cruciate-deficient knees: A review of the literature. Am J Sports Med 11:412–419

Rubin RM, Marshall JL (1976): Vascular anatomy of the cruciate ligaments in the dog -Normal and injured states. Trans Orthop Res Soc 1:148

Rudolph R (1980): Contraction and the control of contraction. World J Surg 4:279–287

Ryan JR, Drompp BW (1966): Evaluation of tensile strength of reconstructions of the anterior cruciate ligament using the patellar tendon in dogs. South Med J 59:129–135

Sabiston P, Frank C, Lam T, Shrive N (1988): Allograft ligament transplantation: A multidisciplinary study in a rabbit model. Trans Orthop Res Soc 1:104

Satku K, Kumar VP, Ngoi SS (1986): Anterior cruciate ligament injuries. To councel or to operate? J Bone Joint Surg [Br] 68:458–461

Sato Y, Schaible HG (1987):Discharge characteristics of sympathetic efferents to the knee joint of the cat. J Auton Nerv Syst 19:95–103

Sato O, Maeda T, Iwanaga T, Kobayashi S (1989): Innvervation of the incisors and periodontal ligament in several rodents: an immunohistochemical study of neurofilament protein and glia-specific S-100 protein. Acta Anat 134:94–99

Scapinelli R (1968): Studies on the vasculature of the human knee joint. Acta Anat 70:305–331

Schachar NS, Henry WB Jr, Wadsworth P, Tomford WW, Fuller TC, Mankin HJ (1983): Immune responses to massive osteoarticular allografts in a feline model. In: Friedlaender GE, Mankin HJ, Sell KW (eds) Osteochondral allografts: Biology, banking, and clinical application. Little Brown, Boston, pp 151–158

Schultz RA, Miller DC, Kerr C, Micheli L (1984): Mechanoreceptors in human cruciate ligaments. J Bone Joint Surg [Am] 66:1072–1076

Schutte MJ, Dabezies E, Zimny ML, Happel LT (1987): Mechanoreceptors in the human anterior cruciate ligament. J Bone Joint Surg [Am] 69:243–247

Seiler H, Hager D, Kayser M, Flory PJ (1985): Ist der Meniskusersatz am vorderen Kreuzband tatsächlich eine historische Methode? Unfallchirurg 88:315–321

Shields CL, Silva J, Yee L, Brewster C (1987): Evaluation of residual instability after arthroscopic meniscectomy in anterior cruciate deficient knees. Am J Sports Med 15:129–131

Shino K, Kawasaki T, Hirose H, Gotch I, Inoue M, Ono K (1984): Replacement of the anterior cruciate ligament by an allogeneic tendon graft. J Bone Joint Surg [Br] 66:672–681

Shino K, Kimura T, Hirose H, Gotch I, Inoue M, Ono K (1986): Reconstruction of the anterior cruciate ligament by allogeneic tendon graft. J Bone Joint Surg [Br] 68:739–746

Shino K, Inoue M, Horibe S, Nagano J, Ono K (1988): Maturation of allograft tendons transplanted into the knee. J Bone Joint Surg [Br] 70:556–560

Shoemaker SC, Markolf KL (1986): The role of the meniscus in the anterior-posterior stability of the loaded anterior cruciate-deficient knee. J Bone Joint Surg [Am] 66:71–79

Sjölander P, Johansson H, Sojka P, Rehnholm A (1994): Sensory nerve endings in the cat cruciate ligaments: A morphological investigation. Neurosci Lett (in press)

Sjölander P (1989): A sensory role for the cruciate ligaments. Regulation of joint stability via reflexes onto the γ-muscle-spindle system. Med. Dissertation Universität Umeå

Skoglund S (1956): Anatomical and physiological studies of the knee joint innvervation in the cat. Acta Physiol Scand Suppl 124:1–101

Skyhar MJ, Danzig LA, Hargens AR, Akeson WA (1985): Nutrition of the anterior cruciate ligament. Effects of continuous passive motion. Am J Sports Med 13:415–418

Smith JW (1954): The elastic properties of the anterior cruciate ligament of the rabbit. J Anat 88:369–379

Smith SA (1918): The diagnosis and treatment of injuries to the cruciate ligaments. Br J Surg 6:176–189

Solomonow M, Baratta R, Zhou BH, Shoji H, Bose W, Beck C, D'Ambrosia R (1987): The synergistic action of the anterior cruciate ligament and thigh muscles in maintaining joint stability. Am J Sports Med 15:207–213

Stanish WD, Kirkpatrick J, Rubinovich RM (1984): Reconstruction of the anterior cruciate ligament with a quadriceps patellar tendon graft. Preliminary results. Can J Appl Spt Sci 9:21–24

Stäubli HU, Jakob RP (1990): Natürlicher Verlauf der unbehandelten Ruptur des vorderen Kreuzbandes. In: Jakob RP, Stäubli HU (Hrsg) Knigelenk und Kreuzbänder. Springer, Berlin Heidelberg New York Tokyo

Stevenson S, Hohn RB, Templeton JW (1983): Effects of tissue antigen maching on the healing of fresh cancellous bone allografts in dogs. Am J Vet Res 44:201–206

Stevenson S (1987): The immune response to osteochondral allografts in dogs. J Bone Joint Surg [Am] 69:573–581

Stouffer DC, Butler DL, Kim H (1983): Tension-torsion characteristics of the canine anterior cruciate ligament-part I: Theoretical framework. Trans ASME 105:154–159

Strömberg B (1971): The normal and diseased superficial flexor tendon in race horses. A morphologic and physiologic investigation. Acta Radiol Suppl 305

Teitge RA (1988): Bovine xenograft reconstruction of the ACL. In: Feagin JA (ed) The crucial ligaments. Diagnosis and treatment of ligamentous injuries about the knee. Churchill Livingstone, New York

Tillat A, Dejour H, Bousquet G (1969): Laxité ancienne isolée du ligament croisé antérieur. Etudes des resultats de différentes methodes reconstructives ou palliatives. Rec Chir Orthop 55:163–171

Tipton CM, Matthes RD, Martin RR (1978): Influence of age and sex on the strength of bone-ligament junctions in the knee joint. J Bone Joint Surg [Am] 60:230–234

Tirgari M (1978): The surgical significance of the blood supply of the canine stifle joint. J Small Anim Pract 19:451–462

Tomford WW, Schachar NS, Fuller TC, Henry WB, Mankin HJ (1981): Immunogenicity of frozen osteoaricular allografts. Transplant Proc 13:888–890

Trent PS, Walker PS, Wolf B (1976): Ligament length, patterns strength and rotational axes of the knee joints. Clin Orthop 117:263–270

Van Eijden TM, Kouwenhoven E, Weijs WA (1987): Mechanics of the patellar articulation. Effects of patellar ligament length studied with a mathematical model. Acta Orthop Scand 58:560–566

Van Steensel CJ, Schreuder O, van den Bosch BF, van Paasen HC, Menke HE, Voorhorst G, Gratama S (1987): Failure of anterior cruciate-ligament reconstruction using tendon xenograft. J Bone Joint Surg [Am] 69:860–864

Vasseur PB, Rodrigo JJ, Stevenson S, Clark G (1987): Replacement of the anterior cruciate ligament with a bone-ligament-bone anterior cruciate ligament allograft in dogs. Clin Orthop Relat Res 219:268–277

Viidik A, Sandquist L, Mägi M (1965): Influence of postmortal storage on tensile strength characteristics and histology of rabbits ligaments. Acta Orthop Scand Suppl 79

Viidik A, Lewin T (1966): Changes in tensile strength characteristics and histology of rabbit ligaments induced by different modes of postmortal storage. Acta Orthop Scand 37:141–155

Viidik A (1967): Experimental evaluation of the tensile strength of isolated rabbit tendons. Biomed Engin 2:64–67

Viidik A (1968): Elasticity and tensile strength of the anterior cruciate ligament in rabbits as influenced by training. Acta Physiol Scand 74:372–380

Viidik A (1979): Biomechanical behaviour of soft connective tissues. In: Akkas M (ed) Progress in Biomechanics. Sijthoff & Nordhoff, Alpen vaan den Rijn

Viidik A (1980): Mechanical properties of parallel-fibred collagenous tissues. In: Viidik A, Vuust J (eds) Biology of collagen. Academic Press, London New York, pp 237–255

Wainer RA, Clarke TJ, Poehling GG (1988): Arthroscopic reconstruction of anterior cruciate ligament using allograft tendon. Arthroscopy 4:199–205

Webster DA, Werner FW (1983): Mechanical and functional properties of implanted freeze-dried flexor tendons. Clin Orthop 180:301–309

Whipple TL (1988): Arthroscopic anterior cruciate ligament reconstruction with PROCOL xenograft bioprosthesis. In: Friedman MJ, Ferkel RD (eds) Prosthetic ligament reconstructin of the knee. Saunders, Philadelphia

Whiteside LA, Sweeny RE (1980): Nutrient pathways of the cruciate ligaments. An experimental study using the hydrogen wash-out technique. J Bone Joint Surg [Am] 62:1176–1180

Widenfalk B, Wiberg M (1990): Origin of sympathetic and sensory innervation of the temporo-mandibular joint. A retrograde axonal tracing study in the rat. Neurosci Lett 109:30–35

Wiesenfeld-Hallin Z, Hökfelt T, Lundley JM; Forssmann WG, Reinecke M, Tschopp FA, Fischer JA (1984): Immunoreactive calcitonin gene-related peptide and substance P coexist in sensory neurons to the spinal cord and interact in spinal behavioural responses of the rat. Neurosci Lett 52:199–204

Wirth CJ, Jäger M, Kolb M (1984): Die komplexe vordere Knieinstabilität. Thieme, Stuttgart New York

Wirth CJ (1985): Autologe und homologe Kreuzbandtransplantate – feingeweblicher Einbau, klinische Ergebnisse. Unfallchirurgie 11:230–234

Wirth CJ, Lobenhoffer P (1986): When is surgery indicated in anterior knee instability? Considerations on operative and funktional treatment. Arch Orthop Trauma Surg 105:232–234

Wirth CJ, Kohn D (1989): Kreuzbandschaden – primäre und sekundäre Versorgungsstrategien. Chirurg 60:748–755

Wissenschaftlicher Beirat der Bundesärztekammer (1990): Richtlinien zum Führen einer Knochenbank. Dtsch Ärztebl 87 1/2:41–44

Wissenschaftliche Tabellen (1982) Geigy: 8. Aufl. Basel

Wittek A (1927): Über Verletzungen der Kreuzbänder des Kniegelenkes. Dtsch Z Chir 200:491–515

Woo SL-Y, Akeson WH, Jemott GF (1976): The measurements of non-homogenous, directional mechanical properties of articular cartilage in tension. J Biomech 9:785–791

Woo SL-Y, Gomez MA, Seguchi Y, Endo C, Akeson WH (1983). Measurement of mechanical properties of ligament substance from a bone-ligament-bone preparation. J Orthop Res 1:22–29

Woo SL-Y, Orlando CA, Frank CB, Gomez MA, Akeson WH (1986): Tensile properties of medial collateral ligament as a function of age. J Orthop Res 4:133–141

Woo SL-Y, Hollis JM, Roux RD, Gomez MA, Inoue M, Kleiner JB, Akeson WH (1987): Effects of knee flexion on the structural properties of the rabbit femur-anterior cruciate ligament-tibia complex (FATC). J Biomech 20:557–563

Woo SL-Y, Young EP, Kwan MK (1990): Fundamental studies in knee ligament mechanics. In: Daniel D, Akson W, O'Connor J (eds) Knee ligaments. Structure, funktion, injury and repair. Raven, New York

Woo SL-Y, Adams DJ (1990): The tensile properties of human anterior cruciate ligament (ACL) and ACL graft tissue. In: Daniel D, Akson W, O'Connor J (eds) Knee ligaments. Structure, funktion, injury and repair. Raven, New York

Woods GW, Chapman DR (1984): Repairable posterior, meniscocapsular disruption in ACL injuries. Am J Sports Med 12:381–385

Wyke B (1967): The neurology of joints. Ann R Coll Surg Engl 41:25–50

Yaksh TL (1988): Substance P release from the knee joint afferent terminals: modulation by opioids. Brain Res 458:319–324

Yoshiya S, Andrish JT, Manley MT (1986): Augmentation of anterior cruciate ligament reconstruction in dogs with prostheses of different siffnesses. J Orthop Res 4:475–485

Zahm H (1965): Die Ligamenta decussata im gesunden und arthrotischen Kniegelenk des Hundes. Kleintierpraxis 10:38–47

Zariczynyj B (1983): Reconstruction of the anterior cruciate ligament using free tendon graft. Am J Sports Med 11:164–178

Zimny ML, Schutte M, Dabezies E (1986): Mechanoreceptors in the human anterior cruciate ligament. Anat Rec 214:204–209

Zoltan DJ, Reinecke C, Indelicato PA (1988): Synthetic and allograft anterior cruciate ligament reconstruction. Clin Sports Med 7:773–784

Hefte zur Zeitschrift „Der Unfallchirurg"

Herausgeber: H. Bürkle de la Camp, A. Hübner, J. Rehn, L. Schweiberer, H. Tscherne

Heft 245

B. Fromm

Die allogene Transplantation des vorderen Kreuzbandes
Eine biomechanische, mikrovaskulare und immunhistochemische Untersuchung
1994. Etwa 140 S. 61 Abb., 30 Tab. Brosch. in Vorb. ISBN 3-540-58297-5

Heft 242

L. Kinzl (Hrsg.)

Tropenchirurgie / Tropical Surgery
1994. Etwa 130 S. 60 Abb., 21 Tab. Brosch DM 126,- öS 982,80; sFr 126,- ISBN 5-540-58045-X

Heft 241

57. Jahrestagung der Deutschen Gesellschaft für Unfallchirurgie e.V.
17.-20. November 1993, Berlin
Zusammengestellt von K.E. Rehm
Präsident: U. Holz
1994. Etwa 800 S. Brosch. **DM 148,-**; öS 1154,40; sFr 148,- ISBN 3-540-57889-7

Heft 240

U. Obertacke, H. Redl, K.P. Schmit-Neuerburg, G. Schlag

Lokale und systemische Reaktionen nach Lungenkontusion
Eine experimentelle und klinische Studie
1994. Etwa 80 S. 46 Abb., 10 Tab. Brosch. **DM 68,-**; öS 530,40; sFr 68,- ISBN 3-540-58168-5

Heft 239

W. Buchinger (Hrsg.)

Das Bauchtrauma
26. Jahrestagung der Österreichischen Gesellschaft für Unfallchirurgie, 4.-6. Oktober 1990, Salzburg
1994. Etwa 300 S. 103 Abb., 141 Tab. Brosch. **DM 149,-**; öS 1162,20; sFr 149,- ISBN 3-540-57820-X

Heft 238

G.E. Wozasek

Gefahren der Marknagelung im Schock
1994. Etwa 100 S. 23 Abb., 2 Tab. Brosch. **DM 68,-**; öS 530,40; sFr 68,- ISBN 3-540-57512-X

Heft 236

H.-W. Ulrich

Knieorthesen bei Kreuzbandverletzungen
1994. VIII, 76 S. 60 Abb. Brosch. **DM 56,-**; öS 436,80; sFr 56,- ISBN 3-540-57358-5

Heft 235

H. Knaepler, T.v. Garrel, L. Gotzen

Untersuchungen zur Desinfektion und Sterilisation allogener Knochentransplantate
1994. Etwa 115 S. 41 Abb., 17 Tab. Brosch. **DM 68,-**; öS 530,40; sFr 68,- ISBN 3-540-57522-7

Hefte zur Zeitschrift „Der Unfallchirurg"

Heft 234

L. Claes (Hrsg.)

Die wissenschaftlichen Grundlagen des Bandersatzes
1994. IX, 212 S. 104 Abb., 36 Tab.
Brosch. **DM 126,-**; öS 982,80; sFr 126,-
ISBN 3-540-57361-5

Heft 233

K. Wenda, G. Ritter (Hrsg.)

Neue Aspekte der Marknagelung. Akutversorgung von Wirbelsäulenverletzungen
Mainzer Symposium in Zusammenarbeit mit der Arbeitsgemeinschaft für Osteosynthesefragen am 7. und 8. Februar 1992
1993. XIV, 103 S. 1 Abb., 1 Tab. Brosch. **DM 68,-**; öS 530,40; sFr 68,- ISBN 3-540-57099-3

Heft 232

56. Jahrestagung der Deutschen Gesellschaft für Unfallchirurgie e.V.
18.-21. November 1992, Berlin
Zusammengestellt von **K.E. Rehm**
Präsident: **R. Rahmanzadeh**
1993. XLVI, 845 S. 149 Abb. Brosch. **DM 148,-**;
öS 1154,40; sFr 148,- ISBN 3-540-56782-8

Heft 231

U.H. Brunner

Überbrückung von langstreckigen Tibiaschaftdefekten durch Segmentverschiebung entlang einem Marknagel
Biologische Grundlagen, tierexperimentelle Ergebnisse, klinische Relevanz
Geleitwort von **L. Schweiberer**
1994. Etwa 155 S. 34 Abb., 16 Tab. Brosch.
DM 98,-; öS 764,40; sFr 98,-
ISBN 3-540-58167-7

Heft 229

M. Börner, E. Soldner (Hrsg.)

20 Jahre Verriegelungsnagelung - Eine Standortbestimmung
1993. XVIII, 359 S. 279 Abb., 62 Tab.
Brosch. **DM 126,-**; öS 982,80; sFr 126,-
ISBN 3-540-56557-4

Heft 228

W. Schlickewei (Hrsg.)

Behandlungskonzept bei Schenkelhalsfrakturen
Geleitwort von **M. Allgöwer**
1993. XII, 138 S. 63 Abb., 31 Tab. Brosch.
DM 78,-; öS 608,40; sFr 78,-;
ISBN 3-540-56268-0

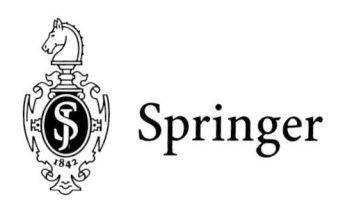

Springer

Druck: Saladruck, Berlin
Verarbeitung: Buchbinderei Lüderitz & Bauer, Berlin